Dr Germain MANZEKELE

Acidentes vasculares: um assunto de todos?

Dr Germain MANZEKELE

Acidentes vasculares: um assunto de todos?

O desafio dos familiares prestadores de cuidados em Kinshasa

ScienciaScripts

Imprint

Cover image: www.ingimage.com

This book is a translation from the original published under ISBN 978-620-6-71514-6.

Publisher:
Sciencia Scripts
is a trademark of
Dodo Books Indian Ocean Ltd. and OmniScriptum S.R.L publishing group

120 High Road, East Finchley, London, N2 9ED, United Kingdom
Str. Armeneasca 28/1, office 1, Chisinau MD-2012, Republic of Moldova, Europe
Printed at: see last page
ISBN: 978-620-7-97726-0

DEDICAÇÃO

Dedico este trabalho a uma prestadora de cuidados excecional, Julie KATEMBO, que me fez experimentar plenamente o que significa ser prestador de cuidados e cônjuge no final difícil da vida do seu parceiro. A sua dedicação e força deixaram-me uma profunda impressão. Como profissional de saúde, membro da família e prestador de cuidados, foi uma experiência inesquecível. ***Em memória de Raphael PALUKU KAHUMWIRE, falecido em Paris em 13/12/2023, gostaria de destacar a coragem e a tenacidade de Julie, sua esposa, que demonstrou uma determinação inabalável perante a adversidade. A Julie*** *demonstrou uma resiliência notável e uma compaixão infinita ao longo de toda esta provação. A sua presença reconfortante e o seu apoio incondicional foram inestimáveis para toda a família. Ela geriu todos os aspectos da situação com uma força e uma determinação admiráveis. O seu amor e a sua devoção foram palpáveis até ao último suspiro da sua alma gémea. A Julie foi um pilar de força e de apoio para o Rafael, representando o ideal do prestador de cuidados dedicado. A sua determinação, bondade e generosidade foram uma inspiração para todos os que a rodeavam. Através do seu exemplo, a Julie recorda-nos a importância da compaixão, do amor incondicional e do apoio inabalável perante as provações da vida. A sua coragem e determinação eram pilares em que nos apoiávamos nos momentos mais negros. O seu empenho inabalável em ultrapassar os obstáculos foi não só notável, mas também inspirador para todos aqueles que tiveram o privilégio de a conhecer. A Julie encontrou uma força inabalável dentro de si, uma força que a levou a enfrentar cada provação com coragem e resiliência. A sua capacidade de se manter firme perante a adversidade foi uma verdadeira lição para todos nós, recordando-nos que nada é insuperável quando se mostra determinação e compaixão. A sua atitude positiva e o seu apoio incondicional foram elementos fundamentais na luta contra a doença do Rafael. Como prestadora de cuidados dedicada, dedicou todos os momentos a olhar por ele, prestando-lhe cuidados atentos e dando-lhe todo o amor de que ele precisava. Através do seu exemplo, a*

Julie mostra-nos como o poder do amor pode ser uma força motriz para a cura e a resiliência. Nesta altura de luto, recordaremos sempre a Julie como uma rocha, uma fonte de luz e de esperança nos momentos mais difíceis. A sua devoção sem limites e a sua compaixão infinita ficarão gravadas nas nossas memórias para toda a eternidade. Descansem em paz, Raphael e Julie, tenham coragem!

Dr. MANZEKELE BIN KITOKO Germain

AGRADECIMENTOS

Gostaria de exprimir a minha gratidão a todos os meus formadores, aos meus mais velhos, aos meus pares e aos meus camaradas de armas.

Presto hoje homenagem ao grande Professor S. MAMPUNZA pelo seu estatuto de emérito, tentando encontrar as palavras certas para exprimir o quanto a sua influência foi decisiva na minha carreira científica. É graças a ele que aqui estou, tendo aceitado guiar-me como um verdadeiro mentor académico.

Gostaria também de agradecer ao Professor MPEMBI Nkosi Magloire pela sua inspiração, conselhos e apoio ao longo deste trabalho, sem esquecer o Professor MANANGA LELO, o Professor MATONDA, o Professor BANZULU BOMBA, o Professor KASWA, o Professor Adélard N'SITU MANKUBU, o Professor NGOMA MALANDA e toda a equipa do CNPP, bem como os chefes dos departamentos de psiquiatria e neurologia.

Gostaria de exprimir a minha gratidão a todos os meus treinadores, aos meus colegas e aos meus companheiros de luta.

Honra e gratidão à minha querida esposa Rose Lyliane Rose AMANI MAKULUKYO e aos nossos filhos Marielle MASIKA MANZEKELE e Christelle KAVIRA MANZEKELE, pelo seu inestimável apoio e sacrifícios.

Os meus pais KAMBALE MANZEKELE e KAHINDO VAKOLAVATI, as minhas irmãs FURAHA MANZEKELE, ANNE MANZEKELE, FAZILA MANZEKELE KATUNGU

MANZEKELE Riziki e o meu irmão Azor MUKWAMI também merecem a minha gratidão. Gostaria ainda de prestar uma homenagem especial à minha mãe, Marie Jeanne KAHINDO VAKOLAVATI, que está a celebrar 50 anos de profissão. Admiro a sua carreira irrepreensível. Ela é uma fonte inesgotável de inspiração, amor, paciência e perseverança. Como enfermeira corajosa e combativa, encarna a quintessência da força e da resiliência. A minha mãe é um exemplo de determinação e de sucesso profissional, e estou extremamente orgulhosa da sua longevidade e do seu empenho inabalável. Mãe, não és apenas uma figura materna excecional, mas também uma enfermeira destemida e combativa. Obrigada, mãe.

Estou imensamente grata ao Sr. Benoit KISUKI, à sua família, ao Sr. Kakule Makulukyo Kahundu Alfred, meu sogro, e aos meus sogros pelo seu apoio infalível. Os seus gestos de bondade ficarão para sempre gravados no meu coração. Gostaria também de prestar homenagem ao meu mentor, o falecido Dr. Ferdinand BAHIMBIRANA PALUKU, e à minha falecida sogra, KAHONGYA JEANNE MBAGHENDA. Espero que eles possam ver, no futuro, que este trabalho é um verdadeiro motivo de orgulho para eles.

ÍNDICE DE CONTEÚDOS

LISTA DE ABREVIATURAS, ACRÓNIMOS E SÍMBOLOS

AF : Cuidador familiar

ANAES: Agence Nationale d'Accréditation et d'Evaluation en Santé (Agência Nacional de Acreditação e Avaliação em Saúde)

AVC : Acidente vascular cerebral

ADL: Actividades da Vida Diária

CH: Centro Hospitalar

CHU: Centro Hospitalar Universitário

CNSA: Caixa Nacional de Solidariedade para a Autonomia)

CRPH K: Centre de Rééducation des Personnes Handicapées de Kinshasa (Centro de Reabilitação das Pessoas com Deficiência de Kinshasa)

PADV: Depressão pós-acidente vascular cerebral

HADS: Escala Hospitalar de Ansiedade e Depressão

HSA: Conta poupança-saúde

INRB: Institut National des Recherches Biomédicales m

RS: Escala de Rankin modificada

OMS: Organização Mundial de Saúde

PAF: Perda de Autonomia Funcional

PHQ-9: Questionário de Saúde do Paciente

RDC: República Democrática do Congo

ADD: Perturbação Ansiedade-Depressão

UNIKIN: Universidade de Kinshasa

UNV: Unidade Neurovascular

ZBI: Inventário de Carga de Zarit

Os familiares prestadores de cuidados são verdadeiros heróis anónimos, que fazem malabarismos com os desafios emocionais e físicos de cuidar de um familiar doente. A noção de fardo não é suficiente para descrever a complexidade da sua situação. Em primeiro lugar, a sua carga de trabalho é extremamente pesada, com uma média de 8 horas por dia dedicadas a tarefas essenciais como lavar, vestir, refeições e medicação. Esta situação gera stress e ansiedade que podem ter um impacto grave na sua saúde física e mental.

Em segundo lugar, a personalidade do prestador de cuidados desempenha um papel decisivo na forma como este encara a sua situação. Alguns encaram-na como um dever sagrado, enquanto outros se sentem constrangidos. Esta visão influenciará inevitavelmente a forma como gerem a sua carga de trabalho.

Por último, há uma série de factores que intensificam a pressão sobre os familiares prestadores de cuidados, como a depressão, os sentimentos de raiva, a perceção de falta de apoio social e o peso do isolamento enquanto principal prestador de cuidados.
É fundamental reconhecer e apoiar estes prestadores de cuidados, uma vez que o seu bem-estar tem um impacto direto na qualidade de vida das pessoas doentes de quem cuidam. Os familiares prestadores de cuidados são verdadeiros heróis anónimos, que conseguem fazer malabarismos com os desafios emocionais e físicos de cuidar de um familiar doente. A simples ideia de "fardo" não é suficiente para descrever a complexidade da sua situação. Por último, há muitos factores que aumentam a pressão sobre os familiares prestadores de cuidados, como a depressão, a raiva, a perceção de falta de apoio social e o isolamento como principal prestador de cuidados. É essencial reconhecer e apoiar estes prestadores de cuidados, uma vez que o seu bem-estar tem um impacto direto na qualidade de vida das pessoas doentes de quem cuidam. Para aliviar a sua carga emocional, é crucial promover o seu bem-estar, incentivando o apoio social, as pausas

regulares, a gestão do stress e o pedido de ajuda. Além disso, a educação e a informação sobre a doença do seu familiar podem ajudar os prestadores de cuidados a sentirem-se mais bem preparados e mais confiantes. Em caso de sobrecarga psicológica, é também importante consultar um profissional de saúde mental para obter ajuda. Como cada situação é única, é crucial que os familiares prestadores de cuidados encontrem estratégias que funcionem para manter a sua saúde e equilíbrio mental.

Para aliviar a sua carga psicológica, é essencial promover o seu bem-estar. Incentivar o apoio social, as pausas regulares, a gestão do stress e o pedido de ajuda são estratégias-chave para os ajudar a ultrapassar este período difícil, preservando a sua saúde e o seu equilíbrio mental.

RESUMO

Introdução:

Nos doentes com AVC, existe uma sólida literatura sobre a carga psicológica dos familiares prestadores de cuidados. Na RDC, não foi efectuado nenhum estudo deste tipo entre os prestadores de cuidados de sobreviventes de AVC. O objetivo deste estudo é descrever a carga de trabalho emocional destes prestadores de cuidados em Kinshasa.

Método:

Neste estudo descritivo, 85 pares "cuidador/paciente" foram recrutados no Centre de Rééducation des Personnes Handicapées de Kinshasa por pacientes que tinham sofrido um AVC. Foram efectuadas avaliações ZBI e HADS para avaliar a carga psicológica dos prestadores de cuidados e a sua gravidade. Foi utilizado o teste exato de Fischer para estabelecer uma correlação entre a carga psicológica e as variáveis qualitativas, e o teste U de Mann Whitney para comparar as médias das variáveis quantitativas.

Resultados:

A maioria dos familiares prestadores de cuidados (84,7%) exprimiu um sentimento de sobrecarga de trabalho. Esta sobrecarga era grave para um terço dos prestadores de cuidados. A depressão e a ansiedade foram sentidas por 35% e 33% dos familiares prestadores de cuidados, respetivamente, e por pouco menos de 31% e 27% dos doentes. A sobrecarga estava associada às perturbações ansiosas e depressivas da díade cuidador-doente e ao grau de incapacidade do doente.

Conclusão:

Para a maioria dos familiares prestadores de cuidados, cuidar de familiares com AVC em Kinshasa era um fardo. Devido à gravidade deste fardo, os prestadores de cuidados estavam mais deprimidos e ansiosos do que os doentes. A sobrecarga estava relacionada com a depressão, a ansiedade e a perturbação depressivo-ansiosa do prestador de cuidados, bem como com a perturbação depressivo-ansiosa e a gravidade da deficiência.

Palavras-chave: *Carga psicológica, familiares prestadores de cuidados, acidente vascular cerebral, depressão, ansiedade, Kinshasa.*

Capítulo 1 - INTRODUÇÃO

1.1. ESCOLHA E INTERESSE DO TEMA

O AVC é a terceira principal causa de morte, a segunda principal causa de demência e a principal causa de incapacidade adquirida em adultos nos países ocidentais (8,34,46,72). Na África subsariana, o AVC ocupa o terceiro lugar em termos de mortalidade e incapacidade motora, com estatísticas alarmantes: 45% dos internamentos em neurologia em Dakar e 32,9% em Lomé são devidos a AVC (8), enquanto na RDC (54), o AVC representa 6% de todos os casos em Kinshasa. No entanto, estes dados continuam a ser fragmentários devido à ausência de inquéritos à população em geral. De acordo com a OMS, 15 milhões de pessoas são afectadas por AVC todos os anos, resultando em 5 milhões de mortes e 5 milhões de incapacidades permanentes (8). Este fardo pesa muito sobre as famílias e as comunidades e é um dos principais desafios que os sistemas de saúde dos países em desenvolvimento enfrentam, a par das doenças cardíacas (8). Apesar dos progressos consideráveis no diagnóstico e tratamento, o AVC continua a ser um importante problema de saúde pública devido à sua frequência, gravidade e custo. Cerca de metade das pessoas que sobrevivem a um AVC tornam-se dependentes, com consequências trágicas para a sua vida física, mental, familiar e profissional (63). A recuperação completa de um AVC continua a ser rara, com 75% dos sobreviventes a sofrerem sequelas duradouras, 33% a ficarem dependentes para o resto da vida e 25% a nunca regressarem ao trabalho (89). Cada minuto conta no caso de um AVC, pois equivale à perda de 2 milhões de neurónios (89). Com um tratamento adequado e cuidados imediatos, é possível reduzir as sequelas e melhorar significativamente a qualidade de vida dos doentes. O impacto das sequelas do AVC é variável, dependendo da natureza do AVC e da rapidez com que é tratado (63). O AVC é uma emergência diagnóstica e terapêutica que exige um tratamento precoce (39). Em França, por exemplo, a trombólise poderia ser útil para 15% dos doentes com AVC. No entanto, apenas 1% recebe este tratamento.

1.2. QUESTÕES

Em África, os membros da família são frequentemente responsáveis pelo apoio aos idosos, aos frágeis e/ou deficientes e às pessoas de todas as idades que sofrem de uma doença crónica (AVC e suas consequências). No entanto, o apoio a um ente querido tem muitas vezes consequências para o familiar prestador de cuidados, tais como impactos na sua situação financeira, carreira, situação social ou saúde (48,49,84,86). É essencial reconhecer e apoiar os familiares prestadores de cuidados, a fim de manter e/ou melhorar a sua qualidade de vida e a das pessoas de quem cuidam. Isto ajuda a promover o estatuto dos familiares prestadores de cuidados e a melhorar a qualidade do apoio. De acordo com as recomendações de boas práticas no tratamento do AVC, recomenda-se que a família e o familiar prestador de cuidados sejam envolvidos na gestão a todos os níveis de cuidados (8). Estas recomendações sugerem um rastreio, avaliação e monitorização mais dinâmicos das necessidades e do grau de adaptação dos doentes, famílias e prestadores de cuidados. A utilização desta abordagem abrangente centrada no doente oferece resultados mais positivos em termos de recuperação e adaptação após o AVC (44,62). Uma vez em casa, os sobreviventes de AVC são tratados pelas suas famílias. Os membros da família e os prestadores de cuidados são confrontados com responsabilidades e tarefas que, por vezes, exigem os conhecimentos e competências necessários. Esta situação representa um fardo para os prestadores de cuidados. Bocquet e Andrieu (14) definiram a sobrecarga como "todas as consequências físicas, psicológicas, emocionais, sociais e financeiras que o prestador de cuidados sofre". O fardo que recai sobre os prestadores de cuidados é por vezes pesado e conduz frequentemente à depressão, com taxas que atingem os 60% (48,49).

Mas os prestadores de cuidados que referem uma carga de trabalho elevada correm o risco de perturbar a sua vida pessoal e o seu papel de apoio ao doente (45). Quando as dificuldades psicológicas dos prestadores de cuidados não são detectadas e não são tratadas, podem conduzir a tensões familiares e a actos de maus tratos, ou mesmo a uma redução da satisfação das necessidades e dos níveis de atividade dos doentes (45). Há cerca de vinte anos que os estudos internacionais se debruçam sobre a importância dos prestadores de cuidados informais. No entanto, apesar do grande interesse demonstrado pelos investigadores, existem poucos dados neste domínio na África Subsariana. Na RDC, não foram efectuados quaisquer estudos, embora Mpembi tenha salientado a importância de incluir a componente psicossocial no processo global de cuidados a doentes com AVC em Kinshasa (61).

1.3. OBJECTIVOS

1.3.1. Geral

Incentivar a melhoria da gestão do AVC, abordando os problemas psicopatológicos dos familiares prestadores de cuidados.

1.3.2. Específico

- Avaliar a frequência da perceção de encargos nos familiares prestadores de cuidados a doentes após AVC;
- Identificar a gravidade do fardo sentido pelos familiares prestadores de cuidados a sobreviventes de AVC ;
- Identificar os factores associados à carga psicológica dos familiares prestadores de cuidados.

Capítulo 2: GERAL

2.1. DEFINIÇÕES DE CONCEITOS

2.1.1. Família ou cuidador natural

O cuidador familiar pode ser definido como "uma pessoa não profissional que presta assistência a título principal, no todo ou em parte, a uma pessoa dependente da sua família, nas actividades da vida diária. Esta assistência regular pode ser prestada de forma permanente ou não permanente e pode assumir várias formas, nomeadamente: enfermagem, cuidados, apoio à educação e à vida social, tarefas administrativas, coordenação, vigilância constante, apoio psicológico, comunicação, actividades domésticas, etc.". (44,48).

2.1.2. Fardo

a) Definição

A sobrecarga é definida como o conjunto das consequências físicas, psicológicas, emocionais, sociais e financeiras suportadas pelo prestador de cuidados (48, 52). Resulta de um desequilíbrio entre as limitações e as possibilidades do familiar prestador de cuidados.

b) Antecedentes e consequências para os prestadores de cuidados

O conceito de "fardo" foi desenvolvido na década de 1980 através de uma série de estudos que analisavam as consequências das tarefas quotidianas realizadas pelos prestadores de cuidados para a sua saúde física e mental. Estes estudos revelaram que os prestadores de cuidados tinham tendência a negligenciar a sua própria saúde. Com efeito, alguns avançaram a hipótese de que o stress poderia ter consequências biológicas para os prestadores de cuidados, tais como perturbações da resposta imunitária e hipercortisolémia (48, 52).

O impacto da prestação de cuidados na saúde está bem documentado. Pensa-se que a depressão afecta 30% dos prestadores de cuidados (68). Outros problemas incluem a ansiedade, a fadiga, o isolamento social e sentimentos de impotência ou culpa (48, 49).

O papel de prestador de cuidados pode, no entanto, ter consequências positivas em termos de bem-estar mental. Alguns sublinham que o facto de cuidar do seu ente querido lhes permitiu adquirir tolerância, força de carácter e paciência (48,52).

Inicialmente, alguns investigadores, baseados na teoria do stress e do coping, consideraram a prestação de cuidados a um ente querido como um trabalho ao qual se podia aplicar o mesmo diagnóstico que ao stress profissional: exaustão e esgotamento (48,52).

A investigação recente coloca a tónica na dimensão sócio-afectiva. Abordam o assunto centrando-se na natureza da relação entre o prestador de cuidados e a pessoa cuidada. Neste contexto, os laços familiares e a qualidade da relação entre os dois sujeitos influenciam o estado de saúde e o stress do prestador de cuidados (63).

A dependência levanta questões sobre o papel de cada membro da família. O maior risco é a infantilização da pessoa dependente. O prestador de cuidados sente-se obrigado a tomar conta da casa do seu familiar e assume o papel de responsável. Este sentimento de responsabilidade torna-o "o pai dos seus pais".

De facto, os resultados de vários estudos revelaram que os prestadores de cuidados não desejam, em geral, abandonar a sua profissão. Contudo, na maioria dos casos, são obrigados a reduzir o seu horário de trabalho. Isto resulta numa perda de rendimentos.

2.1.3. Tipos de auxílios

O dever de lealdade e o papel de filho mais velho responsável pelo sustento dos pais são mecanismos invisíveis que intervêm, consciente ou inconscientemente, na escolha de envolver ou não o prestador de cuidados. A experiência de ajuda pode ser dividida em quatro categorias.

2.1.3.1. Auxílio à alteração

Centra-se nos aspectos negativos da ajuda prestada. Este tipo de ajuda conduz a um sentimento de grande exaustão.

2.1.3.2. Auxílio ao compromisso

Neste tipo de assistência, a atenção dos prestadores de cuidados é muito elevada. No entanto, conseguem dar sentido ao seu investimento. É uma resposta ao desejo inconsciente de pagar a dívida familiar.

2.1.3.3. Ajudante de medo e ajudante de satisfação

Em ambos os casos, a noção de dever entra em jogo:

- No primeiro caso, não existe qualquer noção de realização pessoal. Trata-se simplesmente de satisfazer as necessidades de uma pessoa próxima através da realização de tarefas consideradas árduas.
- No segundo caso, os prestadores de cuidados conseguem encontrar um sentido para a sua ajuda e podem considerá-la gratificante. Neste caso, o stress não parece ter uma grande influência nos prestadores de cuidados.

2.1.4. Atividade

É a realização de uma tarefa ou de uma ação por um indivíduo. Em termos de actividades, as restrições são dificuldades sentidas por uma pessoa na realização de determinadas tarefas.

As actividades da vida diária (ADL) envolvem cuidados pessoais básicos
Estas incluem alimentar-se, lavar-se e tomar banho, cuidar da sua aparência, andar, levantar-se de uma cadeira e usar a casa de banho.

2.1.5. Reabilitação

É o restabelecimento de uma autonomia funcional, física e psicológica óptima para uma pessoa com deficiência.

2.1.6. Recuperação

É o processo pelo qual uma pessoa recupera a estrutura, as funções, as actividades e a participação do corpo (sem limite de tempo).

2.1.7. Sair

É o serviço que permite que os doentes deixem o hospital mais cedo do que o habitual, graças ao apoio prestado por equipas interdisciplinares estruturadas durante o período de hospitalização e nas primeiras semanas em casa. A alta rápida apoiada modifica o percurso clínico convencional para oferecer serviços mais aceitáveis aos pacientes em reabilitação.

2.1.8. Acidente vascular cerebral

A Organização Mundial de Saúde (OMS) define o AVC como "o desenvolvimento rápido de sinais clínicos localizados ou globais de disfunção cerebral com sintomas que duram mais de 24 horas, que podem levar à morte sem causa aparente para além de uma origem vascular" (61).

2.2. MODELO DO PERCURSO DE UM DOENTE AO LONGO DOS CUIDADOS DE SAÚDE PRESTADOS POR UM MÉDICO DE FAMÍLIA

Lindsay et al, Canadian Best Practice Stroke Strategy. Este modelo enfatiza o papel e a responsabilidade dos prestadores de cuidados de saúde em cada fase do processo contínuo de tratamento do AVC. O doente e a família beneficiam do facto de estarem ativamente envolvidos na recuperação e de comunicarem abertamente com a equipa de cuidados de saúde. A reintegração social do doente é o principal passo para o qual convergem todas as acções.

2.2.1. Transição

É a deslocação dos doentes entre locais, prestadores, objectivos e diferentes contextos de cuidados de saúde.

2.2.2. Apoio às transições

2.2.2.1. Objetivo da gestão das transições

Facilitar uma transição suave ao longo do processo contínuo de cuidados e prestar apoio ao doente, à família e aos prestadores de cuidados. Esta transição permite que o sistema familiar atinja um nível ótimo de adaptação a longo prazo, bem como bons resultados em termos de saúde e qualidade de vida após um AVC. É necessário ter em conta os factores físicos, emocionais, ambientais, financeiros e sociais que afectam o processo.

O trabalho realizado com os doentes, as famílias e os prestadores de cuidados para conceber e implementar um plano de transição que estabeleça os objectivos é suficientemente flexível para responder às necessidades à medida que estas evoluem.

Uma gestão de transição bem sucedida requer uma colaboração estreita entre os profissionais de saúde, o doente, a família e os prestadores de cuidados. Engloba a organização, a coordenação, a educação e a comunicação necessárias durante o processo em que o doente, a família e os prestadores de cuidados passam de uma fase e de um contexto de cuidados para outro: cuidados agudos, recuperação, reintegração, adaptação e cuidados em fim de vida.

2.2.2.2. Apoio

Para os doentes e as suas famílias, envolve a prestação de cuidados e serviços e o encaminhamento para os recursos disponíveis para satisfazer as necessidades do doente, da sua família e dos prestadores de cuidados ao longo do processo de recuperação do AVC, numa variedade de perspectivas.

O objetivo do apoio prestado ao doente, à família e ao prestador de cuidados é fornecer a todos as ferramentas e a informação de que necessitam para se encarregarem da sua própria recuperação ou da recuperação de um ente querido após um AVC e para maximizarem a participação e a realização nos papéis da vida. O apoio deve ter em conta as necessidades especiais, os mecanismos de adaptação, os pontos fortes, as dificuldades e a situação em casa.

2.2.2.3. Gestor de casos/líder de sistema de cuidados de AVC

O piloto do sistema ou gestor de caso é frequentemente um assistente social ou um profissional de uma área relacionada. Estão frequentemente envolvidos na fase de cuidados agudos e fazem o acompanhamento durante os primeiros seis meses após o AVC, dependendo das necessidades do doente e da sua família. Um papel importante do navegador do sistema ou gestor de caso é fornecer apoio emocional ao doente, família e cuidadores, bem como ajudar nos aspectos práticos da adaptação pós-AVC (63).

O piloto do sistema ou gestor de caso trabalha em estreita colaboração com profissionais de saúde, assistentes sociais, voluntários e fornecedores. É também responsável pela educação personalizada dos doentes, das famílias e dos prestadores de cuidados.

2.3. CUIDADOS PARA OS PRESTADORES DE CUIDADOS

É uma questão que anda de mãos dadas com a dos doentes.

2.3.1. Psico-educação

Esta educação oferecida ao doente, à família e aos prestadores de cuidados deve incluir a apresentação de determinadas informações, a formação em competências de autogestão e a formação da família e dos prestadores de cuidados para os ajudar a participar na gestão pós-AVC e a prestar cuidados de forma segura.

Centrar-se-á nos seguintes objectivos: promover a tomada de decisões sobre os cuidados e a recuperação, incentivar a autogestão dos doentes, das famílias e dos prestadores de cuidados após um AVC. A educação do doente deve centrar-se na sua capacitação, como o planeamento de actividades, modelos, estratégias de resolução de problemas e de tomada de decisões, reinterpretação dos sintomas, identificação dos riscos em relação ao estilo de vida atual e ideal, o nível de risco que o doente deseja aceitar para manter ou melhorar a sua saúde após o AVC (tomar decisões sobre o tabagismo, a dieta, a gestão da pressão arterial). Os principais temas da formação em autogestão incluem a atividade física, as técnicas de gestão dos sintomas e dos factores de risco, a prevenção secundária do AVC, a nutrição, a gestão da fadiga e do sono, a utilização da medicação, a gestão do medo, da raiva e da depressão, as alterações cognitivas e da memória, a formação em comunicação com os profissionais de saúde e disciplinas afins, a resolução de problemas e a tomada de decisões relacionadas com a saúde. A educação da família e dos prestadores de cuidados deve incluir formação em técnicas de autocuidado, estratégias de comunicação e técnicas de manuseamento físico, preparação de alimentos e modificações para os doentes com disfagia. Também deve incorporar o modelo de auto-gestão para incentivar os doentes a tentarem, tanto quanto possível, realizar tarefas sem a ajuda de outros. Outros objectivos incluem as preferências para as actividades da vida diária, o acesso aos serviços e recursos da comunidade e as técnicas de resolução de problemas. A orientação dentro do sistema de saúde deve ser organizada. No entanto, com a autorização do doente, a família e os prestadores de cuidados devem ser convidados e encorajados a participar nas sessões de tratamento com o doente e a obter respostas às suas perguntas. É necessário ensinar à família e aos prestadores de cuidados de saúde certas técnicas de cuidados ao doente e dar-lhes a oportunidade de as praticarem e de receberem feedback, de modo a garantir a segurança dos cuidados prestados tanto a eles como ao doente (por exemplo, transferências da cama para a cadeira, técnicas de alimentação, posicionamento do membro hemiplégico). A aprendizagem e a formação em acções básicas como mover, segurar e facilitar as actividades diárias reduzem a sobrecarga, a ansiedade e a depressão, e ajudam a melhorar a qualidade de vida e a satisfação dos prestadores de cuidados durante um período de três a 12 meses. Além disso, os doentes cujos prestadores de cuidados receberam formação referem uma boa qualidade de vida e um bom estado psicológico durante 3 a 12 meses (58).

2.3.2. Apoio melhorado

Alguns cuidadores precisam de mais apoio da família e dos profissionais para gerir as responsabilidades inerentes ao seu papel de cuidador. Através desta intervenção, o prestador de cuidados pode clarificar o apoio de que necessita e perspetivar o tipo de cuidados adequados.

2.3.3. Informação e orientação

O prestador de cuidados recebe informações sobre possíveis soluções e sobre os vários serviços de apoio disponíveis. As informações fornecidas devem abordar as preocupações actuais e emergentes. Quanto mais bem informado estiver o prestador de cuidados, mais fácil será tomar decisões e preparar-se para o futuro.

2.3.4. Psicoterapia

O sofrimento dos prestadores de cuidados pode muitas vezes ser aliviado através de uma intervenção psicoterapêutica. Marriot et al. demonstraram a eficácia de um programa psicoterapêutico de 14 sessões para familiares prestadores de cuidados em dificuldade na redução dos sintomas depressivos e da sobrecarga, trabalhando os sentimentos e os métodos de lidar com a situação do prestador de cuidados (52). As abordagens cognitivas e comportamentais parecem ser particularmente úteis quando os prestadores de cuidados têm ideias irrealistas.

2.3.5. Grupos de discussão

Os benefícios variam. Alguns prestadores de cuidados têm acordos divergentes e pouco claros. É por isso que o psicólogo desempenhará um papel importante na avaliação das necessidades dos prestadores de cuidados e na identificação daqueles que beneficiarão de uma intervenção específica.

2.3.6. Alojamento para prestadores de cuidados

De acordo com a ANAES, trata-se de um lar temporário, uma espécie de centro de cuidados temporários como os que existem para os prestadores de cuidados a doentes de Alzheimer nos países industrializados. O alojamento permitirá aos prestadores de cuidados ausentar-se sem temer pelo seu ente querido. Equipas especializadas cuidarão do doente, dando ao cuidador tempo para si próprio.

Capítulo 3: MATERIAL E MÉTODOS

3.1. ENQUADRAMENTO

O centro de reabilitação para deficientes físicos de Kinshasa foi selecionado para este estudo porque é o único centro de reabilitação que dispõe do pessoal e do equipamento necessários para tratar a maioria dos pacientes com deficiência física. As diferentes actividades do centro estão organizadas em três departamentos (médico, administrativo e financeiro, técnico e social). O departamento médico inclui vários serviços, como consultas, hospitalização, bem como o departamento de fisioterapia, que inclui as unidades de neurologia de adultos, neurologia infantil e fisioterapia, e os departamentos de ortopedia e traumatologia.

3.2. NATUREZA E PERÍODO DO ESTUDO Tipo de estudo

Este estudo descritivo foi realizado no centro de reabilitação para pessoas com deficiência em Kinshasa entre dezembro de 2014 e setembro de 2015.

3.3. POPULAÇÃO DO ESTUDO

Os familiares cuidadores e os doentes com AVC acompanhados no centro de reabilitação para deficientes físicos em Kinshasa, que aceitaram participar no estudo, constituíram a amostra de conveniência de 85 díades doente-cuidador.

3.4. RECOLHA DE DADOS

A recolha de dados foi efectuada por dois entrevistadores. Estes estavam familiarizados com o protocolo de investigação e tinham formação para efetuar vários testes de avaliação. Foram responsáveis por supervisionar, explicar ou ajudar os prestadores de cuidados ou os doentes que não conseguiam realizar sozinhos os testes de autoavaliação. O nível de autonomia dos doentes foi avaliado através da escala de Rankin modificada.

3.5. CRITÉRIOS DE INCLUSÃO Cuidador

- Ser o cuidador principal (viver no mesmo sítio que o doente)
- 18 anos de idade ou mais,

Doente

- Ser um sobrevivente documentado de um acidente vascular cerebral não afásico (tomografia computorizada do cérebro, ver o registo do centro)
- Ter idade igual ou superior a 18 anos
- Compreender o questionário

3.6. CRITÉRIOS DE EXCLUSÃO

Cuidador

- Profissional de saúde qualificado
- Sem historial de problemas comportamentais ou de abuso de substâncias.

Doente

- Afasia
- Perturbações cognitivas e demência
- Perturbação do comportamento

3.7. ÉTICA DA CONSIDERAÇÃO

Para participar neste estudo, foi obtido o consentimento escrito do doente e do seu prestador de cuidados primários. Os participantes receberam uma explicação completa e informada sobre os objectivos do estudo, o método de avaliação e a segurança. A sua confidencialidade foi assegurada. A dupla doente-cuidador tinha a possibilidade de terminar a sua participação na investigação em qualquer altura do estudo por razões pessoais. O Comité de Ética da Universidade de Kinshasa validou o protocolo.

3.8. INSTRUMENTOS DE RECOLHA DE DADOS

3.8.1. Inventário de encargos Zarit (ZBI)

O Zarit Burden Inventory foi desenvolvido para avaliar a carga que os profissionais de saúde enfrentam ao cuidar de pacientes com demência. Neste estudo, os prestadores de cuidados foram questionados sobre cada um dos 22 itens desta escala. Foi pedido aos prestadores de cuidados que identificassem quando estavam a sentir uma emoção específica na sua relação de prestação de cuidados. A frequência podia variar entre 0 "nunca", 1 "raramente", 2 "às vezes", 3 "com alguma frequência" e 4 "quase sempre". A soma das pontuações de cada item dá uma pontuação global, que teoricamente pode variar entre 0 e 88.

A perceção do fardo é maior à medida que a pontuação aumenta: o fardo é ligeiro entre 21 e 40, moderado entre 41 e 60 e grave acima de 61.

3.8.2. HADS (Escala Hospitalar de Ansiedade e Depressão)

A Escala de Depressão e Ansiedade (Zigmond and Snaith HADS) foi utilizada para avaliar a depressão e a ansiedade. É composta por 14 itens classificados de 0 a 3 ;

das quais sete perguntas se referem à ansiedade (total A) e outras sete à dimensão depressiva (total D), o que permite obter dois scores (pontuação máxima para cada score =21). De acordo com Zigmond e Snaith (55), os critérios para os dois sub-escores utilizados para identificar os casos que apresentam sintomas de depressão ou ansiedade são os seguintes

- De 0 a 7: sem ansiedade ou depressão
- 8 a 10: suspeita de ansiedade ou depressão
- Dos 11 aos 14 anos: ansiedade ou depressão
- 15 a 21 anos: ansiedade ou depressão graves

De acordo com Ibbotson et al (55), os limiares para a pontuação global são :

- 0 a 14: ausência de perturbações ansioso-depressivas
- 15 a 42 anos: existência de perturbações ansioso-depressivas

No nosso estudo, uma pontuação na HADS superior a 7 foi associada a depressão ou ansiedade, enquanto a depressão ou ansiedade foi considerada ligeira para uma pontuação de 8 a 10, moderada para uma pontuação de 11 a 14 e grave para uma pontuação de 15 a 21.

3.8.3. Escala de Rankin

A Escala de Rankin foi desenvolvida em 1957 para avaliar os efeitos do AVC e foi melhorada em 1988 para a tornar mais prática. Desde então, a versão modificada, ou MRS, tem sido utilizada para avaliar a incapacidade após o AVC. O objetivo da escala de Rankin é avaliar a autonomia funcional, tendo em conta elementos da OMS como a função corporal, a atividade e a participação.

A utilização desta escala permite avaliar a deficiência de uma forma menos restritiva e menos dispendiosa. Os dados podem ser recolhidos dos doentes por telefone ou por correio, sem necessidade de uma nova visita ao doente. Este facto pode ser extremamente interessante para a investigação epidemiológica que envolva grandes populações. O indicador de Rankin varia de 0 a 6:

- Uma pontuação de 0 indica que o doente não apresenta sinais de incapacidade.
- Uma pontuação de 1: sem incapacidade significativa, apesar dos sintomas, o doente é capaz de realizar todas as tarefas e actividades habituais.
- Uma pontuação de 2: incapacidade ligeira, o doente não consegue realizar todas as tarefas, mas é capaz de se dedicar às suas ocupações sem ajuda.
- Uma pontuação de 3: incapacidade moderada, requerendo alguma assistência, mas o doente pode andar sem ajuda.
- Uma pontuação de 4: deficiência moderada, incapacidade de andar sem ajuda e incapacidade de gerir as necessidades corporais sem ajuda.

- Uma pontuação de 5: doente gravemente incapacitado, acamado, que necessita de cuidados e monitorização contínuos.
- Uma pontuação de 6 indica morte.

Segundo os neurologistas, todos os doentes com uma pontuação de 3 ou mais são considerados como tendo uma incapacidade grave.

3.9. PROCEDIMENTO DE RECOLHA DE DADOS

Os potenciais participantes foram identificados por peritos do centro de reabilitação durante a sua entrevista de acompanhamento. Se um cliente (díade cuidador-paciente) estivesse interessado em participar na investigação, era necessário obter o seu consentimento informado por escrito. Foi informado dos pormenores e dos objectivos do estudo e podia deixar de participar em qualquer altura. Durante o tratamento do doente, o familiar cuidador preencheu a escala de sobrecarga (ZBI), bem como a escala de depressão e ansiedade. De seguida, o doente preencheu a escala de depressão. A pontuação de Rankin foi avaliada através da observação do doente a caminhar e a efetuar exercícios de reabilitação.

3.10. ANÁLISE DE DADOS

Os dados foram analisados com recurso ao software SPSS 22. Os resultados obtidos foram apresentados sob a forma de tabelas de frequência para as variáveis qualitativas e de médias para os dados quantitativos. A associação entre as diferentes variáveis categóricas foi analisada através do teste exato de Fischer. O teste U de Mann-Whitney foi utilizado para comparação de médias. O nível de significância estatística escolhido foi de 5%. As seguintes variáveis foram dicotomizadas: perceção da sobrecarga, depressão ou ansiedade e grau de incapacidade do doente. Foram escolhidos dois grupos para o fardo: "presença de fardo" para os valores de Zarit superiores a 20 e "ausência de fardo" para os valores de Zarit inferiores a 20.

"As pontuações variavam de 0 a 20. Para as perturbações de ansiedade ou depressivas, uma pontuação superior a 7 indicava a presença de perturbações, enquanto uma pontuação inferior ou igual a 7 indicava a sua ausência. A presença de perturbações ansiosas e depressivas estava associada a uma pontuação global superior a 14, enquanto uma pontuação inferior ou igual a 14 era considerada ausente. Uma pontuação de Rankin superior a 2 foi considerada como uma incapacidade grave, enquanto uma pontuação inferior ou igual a 2 foi considerada menos grave.

Capítulo 4: RESULTADOS

Neste estudo, foram avaliadas e entrevistadas 85 díades familiares cuidador-doente. Os resultados do nosso estudo foram publicados num artigo científico: ***"Psychological Burden in Stroke Survivors and Caregivers Dyads at the Rehabilitation Center of Kinshasa (Democratic Republic of Congo): A Cross-Sectional Study"***.

4.1. CARACTERÍSTICAS SÓCIO-DEMOGRÁFICAS

Quadro 1. Caraterísticas sócio-demográficas dos familiares prestadores de cuidados

VariávelN 85 n (%) ou média ± DP	
Idade (anos)	42,3±14,339
Género	
Feminino58 (68,2)	
Homens27 (31,8)	
Estado civil	
Casado	49 (57,6
Outros	36 (42,4
Nível de educação	
Não	4 (4,7
Primário	14 (16,5
Secundário	32 (37,6
Ensino superior ou universidade	35 (41,2
Empregos	
Non 31 (36,5)	
Sim54 (63,5)	

Os familiares prestadores de cuidados, com uma idade média de 42 ± 14 anos, eram maioritariamente mulheres, casadas, empregadas e com um diploma do ensino secundário ou universitário.

Tabela 2. Caraterísticas sócio-demográficas dos doentes

Variável	**N85 n (%) ou média ± DP**
Idade (anos)	59,02±13,08
Género	
Masculino	45 (52,9)
Feminino	40 (47,1)
Diploma obtido	
Não	27 (31,8)
Primário	10 (11,8)
Secundário	16 (18,8)
Licenciados e muito mais	32 (37,6)
Empregos	
Activos	54 (63,5)
Outros	31 (36,5)

Os doentes, com uma idade média de 59 ± 13 anos, eram maioritariamente homens (52,9%), profissionalmente activos e com um bom nível de escolaridade (licenciados ou com o ensino secundário).

4.2. CARACTERÍSTICAS DA RELAÇÃO DO PRESTADOR DE CUIDADOS COM O DOENTE

Tabela 3. Variáveis da relação de ajuda

VariávelN85 n (%) ou média ± DP	
PAF	
mRS	
Pontuação média	2,588±1,2
Sim43 (50,6)	
Não42 (49,4)	
Relação com o doente	
Cônjuge	32 (37,6
Filho(a) / neto(a)	35 (41,2
Irmão/irmã/primo/a	9 (10,6
Tio/tia	3 (3,5
Outros	6 (7,1
Experiência anterior como prestador de cuidados	
Não	56 (65,9
Sim	29 (34,1
Informação do cuidador Não	72 (84,7
Sim	13 (15,3
Formação de cuidadores Sim	7 (8,2
Não	78 (91,8
Motivação	
Assistência às famílias	78 (91,8
Outros	7 (8,2
Apoio ao cuidador	
Não81 (95,3)	
Sim4 (4,7)	
Duração do apoio (anos)	1,691 ±1,338

A maioria dos FAs era da família do doente, 65,9% dos quais eram prestadores de cuidados pela primeira vez. Os filhos ou netos representavam 41,2%, seguidos dos cônjuges com 37,6%. A incapacidade funcional foi observada em 50,6% dos doentes. Dos 10 FAs, 8 não receberam qualquer apoio social, formação ou informação, e a sua principal motivação foi a participação na solidariedade familiar.

4.3. PERFIS PSICOMÉTRICOS

Tabela 4. Perfil psicométrico dos familiares prestadores de cuidados

Variáveis	N 85 n (%) ou média ± DP
Ansiedade	
Sim	28 (32,9)
Não	57 (67,1)
Pontuação média	5,85±3,856
Depressão	
Sim	30 (35,3)
Não	55 (64,7)
Pontuação média	6,15±4,385
TAD	
SIM	28 (32,9)
Não	57 (67,1)
Pontuação média	11,88±7,12
ZBI	
21-88 (Carga)	72 (84,7)
21-40 (Ligeiro a moderado)	55 (64,7)
41-60 (Moderado a grave)	16 (18,8)
Pontuação média	30,17±10,81

A sobrecarga foi expressa por 84,7% dos familiares prestadores de cuidados, dos quais 64% expressaram uma sobrecarga ligeira a moderada, 18,8% uma sobrecarga moderada a grave e 1,2% uma sobrecarga grave. As FAs apresentavam, respetivamente, 35,3% de depressão, 32,9% de ansiedade e 31,8% de perturbações ansioso-depressivas.

Tabela 5. Perfil psicométrico dos pacientes

Variáveis	n (%) ou média ± DP
Depressão	
Sim	27 (31,8)
Não	58 (68,2)
Pontuação média	5,64±3,89
Ansiedade	
Sim	21 (24,7)
Não	64 (75,3)
Pontuação média	4,86±3,688
TAD	
Sim	23 (27,1)
Não	57 (72,9)
Pontuação média	10,56±6,417

A incidência da depressão é de 31,8%, enquanto a ansiedade é de 24,7% e as perturbações ansiosas e depressivas são de 27,1%.

Tabela 6. Variáveis do prestador de cuidados e perceção do fardo

Variáveis	**Fardo presente N 72 (%) ou média ±**	Fardo ausente N 13 (%) ou média ± DP	P
Idade (anos)	42,75±14,081	40,38±16,148	0,467ψ
Género			0,465*
Masculino	24(33,33)	3(23,07)	
Emprego feminino	48(66,67)	10(76,93)	
Activos			0,086*
	43(59,72)	11(84,61)	
Outro diploma obtido	29(40,28)	2(15,39)	
Secundário e superior			0,726*
	56(77,78)	11(84,62)	
Outros	16(22,22)	2(15,38)	
Estado civil			1,00*
Casado	41(56 ,94)	8(61,54)	
Outra relação	31(43,06)	5(38,46)	
Cônjuge			0,758*
	28(38,89)	4(30,77)	
Outros	44(61,11)	9(69,23)	
Experiência como prestador de cuidados			0,720*
Sim	24(33,33)	5(38,46)	
Sem formação	48(66,67)	8(61,54)	
Sim			0,992*
	11(15,28)	2(15,38)	
Não	61(84,72)	11(84,62)	
Informações			0,938*
Sim	6(8,33)	1(7,69)	
Sem suporte	66(91,67)	12(92,31)	
Sim			0,581*
	3(4,17)	1(7,69)	
Não	69(95,83)	12(92,31)	
Ansiedade	6,21±3,911	3,85±2,911	0,0027ψ
Depressão	6,78±4,237	2,69±3,614	<0,001ψ
TAD	12,99±6,943	6,54±4,977	0,001ψ
Duração do auxílio	1,1583±1,408	1,2285±1,26436	0,995ψ

Ψ :U Mann Whitney, * : Teste de Fisher

A sobrecarga estava fortemente relacionada com a depressão (p = <0,001), a ansiedade (p = 0,0027) e a perturbação ansioso-depressiva do prestador de cuidados (p = 0,001). A sobrecarga sentida pelo prestador de cuidados não estava estatisticamente relacionada com a idade do prestador de cuidados, a relação com o doente, o nível de educação, a duração do apoio, o emprego, a motivação, o apoio ou o género.

Tabela 7. Variáveis dos doentes e carga de AF

Variáveis	**Carga atual N 72 (%) ou Média±ET**	**Sem encargos N 13 (%) ou Média±ET**	**p**
Idade (anos)	59,92 ±13,593	54,08 ±10,727	0,127 ψ
Género			0,367*
Masculino	40(55,56)	5(38,46)	
Feminino	32(44,44)	8(61,54)	
Empregos			0,212*
Activos	48(66,67)	6(46,15)	
Outros	24(33,33)	7(53,85)	
Ansiedade	5,11±3,668	3,46±3,479	0,097ψ
Depressão	5,93±4,043	4,00±3,367	0,077ψ
TAD	11,13±6,404	7,46±5,768	0,038ψ
PAF mRS	2,74±1,151	1,77±1,166	0,007ψ

Ψ :U Mann Whitney, * : Teste de Fisher

A sobrecarga sentida pelo prestador de cuidados estava relacionada com a presença da perturbação depressivo-ansiosa (p=0,038) e com a gravidade da incapacidade do doente (p=0,007). A gravidade do fardo não estava relacionada com a idade, o género, a ansiedade ou a depressão, o nível de educação ou o emprego do sobrevivente.

Capítulo 5. DISCUSSÃO

O objetivo deste estudo foi analisar o impacto considerável da sobrecarga dos membros da família que prestam cuidados a doentes com AVC, bem como a intensidade desta sobrecarga para os prestadores de cuidados de sobreviventes de AVC. Procurou-se também determinar os vários factores que contribuem para a carga emocional dos familiares envolvidos nos cuidados. A originalidade deste estudo reside no facto de ter decorrido após a fase inicial do AVC, permitindo assim uma análise mais aprofundada e relevante da situação dos familiares cuidadores.

5.1. CARACTERÍSTICAS SÓCIO-DEMOGRÁFICAS DOS PRESTADORES DE CUIDADOS E VARIÁVEIS DA RELAÇÃO DE AJUDA

6.1.1. Idade

A idade média dos FAs era de 42,39 anos (σ =14), ou seja, cerca de dezassete anos mais velhos do que os doentes. Na Índia, a idade média dos prestadores de cuidados era de 45,6 anos, cerca de 22 anos mais nova do que a dos doentes (13). Por outro lado, no Luxemburgo, Barbara e os seus colegas verificaram que a idade média dos prestadores de cuidados era de 59,1 anos, ou seja, 5 anos mais nova do que a do doente (9). A idade média dos prestadores de cuidados varia provavelmente em função da esperança de vida em cada país. No contexto do Congo, é a idade dos adultos que exercem a sua profissão. É por isso que o apoio tem um impacto financeiro significativo no agregado familiar (65). O AVC tem consequências desastrosas não só para o indivíduo, mas também para a sociedade, devido ao seu custo e à perda de rendimentos que pode gerar, tanto para o doente como para o prestador de cuidados, quando este último era assalariado.

5.1.2. Género

A maioria dos prestadores de cuidados familiares são mulheres, representando

68,2%. Esta tendência é observada em quase todos os estudos, com proporções variáveis. Segundo Selim Omrani, existem 2 mulheres para cada 1 homem entre os cuidadores familiares (78). Analisando 20 artigos sobre familiares cuidadores de doentes com AVC, publicados entre 1986 e 1998, Beth et al. observaram que 60 a 100

% dos prestadores de cuidados eram mulheres, esposas ou filhas do sobrevivente (14). No entanto, o inquérito realizado pelo Qurat no Paquistão contrasta com esta tendência, com 70% dos prestadores de cuidados a serem homens (73). Isto deve-se ao facto de a distribuição das tarefas de cuidados e apoio a pessoas que sofreram um AVC poder ser influenciada por normas sociais prevalecentes e expectativas de género. Por exemplo, em algumas culturas, as mulheres são tradicionalmente vistas como as principais prestadoras de cuidados no seio da família, o que pode explicar o facto de serem mais frequentemente as principais prestadoras de cuidados a doentes com AVC em algumas regiões. Por outro lado, os homens podem assumir este papel em sociedades onde as expectativas de género dão aos homens um estatuto mais proeminente na prestação de cuidados aos membros da família. O género feminino e a cultura podem ser factores que contribuem para o peso das FAs. Na República Democrática do Congo, as mulheres AC estão frequentemente exaustas e têm de conciliar os seus deveres domésticos, o seu trabalho e a prestação de cuidados ao doente. Consequentemente, as mulheres FDW enfrentam um risco elevado de sofrimento psicológico e de stress adicional, o que explica a elevada prevalência de perturbações depressivas, de ansiedade e de perturbações ansiedade-depressivas entre as mulheres prestadoras de cuidados. Balhara demonstrou que o género pode ser utilizado para prever a ansiedade na AF (7).

5.1.3. Estado civil

A maioria dos AFs era casada, representando 57,647%. Este resultado está de acordo com o encontrado noutros países. De acordo com o estudo de Barbara e colegas no Luxemburgo, 85,4% dos doentes com AVC eram casados (9). Barbara mostra também que o papel de prestador de cuidados ao doente parece ser sempre uma extensão do papel tradicional da mulher, esposa ou mãe, mesmo que esta tenha outras responsabilidades sociais (16). Na realidade, parece que os efeitos psicossociais do AVC afectam mais as mulheres do que os homens, uma vez que as mulheres têm de conciliar o seu trabalho doméstico com as suas responsabilidades como prestadoras de cuidados a doentes. É provável que as consequências psicossociais do AVC afectem mais as mulheres do que os homens, porque é a mulher que terá de conciliar o seu trabalho doméstico com as suas responsabilidades como prestadora de cuidados ao doente.

5.1.4. Empregos

Entre os prestadores de cuidados, 63,5% estavam empregados. O risco de sofrimento psicológico é mais elevado quando o prestador de cuidados é responsável pelos recursos financeiros da família. Para além do peso das tarefas de prestação de cuidados, os AF foram confrontados com um défice orçamental. Cuidar de um familiar que sobreviveu a um AVC tem um impacto no seu trabalho e gera uma perda de rendimento. Por vezes, os AA são obrigados a tirar férias, a reorganizar o seu horário de trabalho ou mesmo a demitir-se. Segundo o relatório deactividades de 2011 do CNSA, de abril de 2012, 47% das pessoas que prestam assistência aos doentes estavam empregadas ou em regime de estágio. Para 36% delas, a assistência aos familiares teve um impacto negativo na sua carreira e 26% das que estavam a trabalhar ou já tinham trabalhado tiraram uma licença (74). Apenas 15% alteraram o seu horário de trabalho, dos quais 65% alteraram o horário de trabalho e 36% reduziram-no (74).

5.1.5. Nível de educação

Na maioria das vezes, os familiares prestadores de cuidados tinham um nível elevado de ensino secundário (37,6%) e universitário (41,2%). Este resultado é comparável ao observado em estudos (Mpembi) (61, 67). Na Polónia, por outro lado, o nível de escolaridade dos prestadores de cuidados era inferior ao da nossa série, com 34% a nível secundário e 13% a nível universitário (49). No contexto congolês, o acesso a um emprego gratificante está geralmente ligado ao nível de instrução. Os prestadores de cuidados pertencem a uma categoria privilegiada, quer sejam assalariados, dirigentes ou empregadores. Estão sujeitos a um stress considerável, o que os torna mais vulneráveis ao sofrimento psíquico e ao peso.

5.1.6. Experiência de ajuda

A maioria (65%) das FAs nunca tinha recebido ajuda antes. O início súbito de um AVC é um estrondo para a família, causando uma perturbação considerável, seis em cada dez vezes, como refere Michèle Baumann (10). Alguns estudos mostram que muitos prestadores de cuidados não têm conhecimentos sobre o AVC, o que pode aumentar o seu sentimento de sobrecarga. Por exemplo, 22,1% dos prestadores de cuidados a doentes dependentes não têm conhecimentos suficientes sobre o AVC (68). As lacunas relacionam-se com a prevenção, os factores de risco, as sequelas do AVC, a recuperação, a prevenção da recorrência e as adaptações ambientais necessárias (68). O desfasamento entre a capacidade dos prestadores de cuidados e as necessidades de saúde dos doentes pode levar a um fardo para os prestadores de cuidados (ou seja, o fardo de prestar ajuda). Sem preparação prévia para este papel, os prestadores de cuidados pagam um preço elevado. Estão divididos entre a compreensão da crise do AVC, a esperança de recuperação e a crise de saída. Tudo se passa tão depressa que os prestadores de cuidados estão sujeitos a um stress considerável. Estes prestadores de cuidados inexperientes nem sequer têm tempo para pôr em prática mecanismos adequados para lidar com a situação e ficam rapidamente exaustos (11). Muitos prestadores de cuidados sentem que precisam de mais formação. As perguntas feitas pelos prestadores de cuidados na Internet ajudam a identificar as suas necessidades. Os fóruns em linha forneceram algumas respostas. Os principais temas são a gestão das emoções, o impacto financeiro e o medo do futuro (68). Outros temas abordados são o equilíbrio entre a vida pessoal e o papel de prestador de cuidados, a relação entre o prestador de cuidados e a pessoa cuidada e a relação com os profissionais de saúde (68).

5.1.7. Motivação

Os familiares prestadores de cuidados foram motivados principalmente pela ideia de contribuir para a solidariedade familiar (80%). De acordo com Gosman Hedstrôm e a sua equipa, os prestadores de cuidados prestam uma assistência valiosa aos seus cônjuges, independentemente da gravidade do AVC inicial (38). Este comportamento está de acordo com a tradição africana, onde o indivíduo é definido pela sua pertença a uma comunidade ou família. Esta pertença manifesta-se através do envolvimento em momentos críticos como uma doença grave ou eventos importantes como um casamento. Embora a ajuda seja muitas vezes motivada por sentimentos em relação a familiares doentes, a maior parte dos prestadores de cuidados vê-se confrontada com um papel imposto pelas circunstâncias (86). Alguns sentem esta responsabilidade como um constrangimento, aumentando o risco de descompensação e de exaustão. No seio das famílias, nem sempre é claro como são designados os prestadores de cuidados. Um inquérito realizado em França revelou que 4 em cada 10 prestadores de cuidados se sentem constrangidos por razões económicas. A sua motivação é alimentada por vários sentimentos: o dever familiar, uma forte ligação afectiva com o doente, um sentimento de utilidade e o receio de que outra pessoa cuide menos bem do seu familiar (35).

5.1.8. Apoio social

Cerca de 95,3% dos familiares prestadores de cuidados afirmaram não ter recebido qualquer apoio social dos seus entes queridos. Este resultado pode parecer surpreendente, mas pode ser explicado pela natureza do AVC, que é uma patologia caracterizada por diferentes fases. Inicialmente, durante a crise, o apoio familiar é geralmente forte, mas vai-se enfraquecendo gradualmente à medida que a esperança de recuperação diminui e o isolamento se instala. O nosso estudo foi realizado numa fase avançada da doença, o que explica o facto de um grande número de FAs ter referido falta de apoio. Outra explicação possível é o facto de os cuidadores primários não reconhecerem plenamente a ajuda prestada pelos outros membros da família. De facto, é raro encontrar um único prestador de cuidados nas famílias africanas. Os membros da família envolvidos nos cuidados domiciliários contribuem indiretamente para apoiar o doente. Por isso, é importante que o prestador de cuidados principal lhes atribua tarefas específicas para otimizar o seu apoio, de modo a poderem concentrar-se nos cuidados mais complexos do doente. Nos estudos sobre a análise fenomenológica das experiências dos Familiares Cuidadores (FC), é evidente que estas pessoas se sentem abandonadas em matéria de apoio económico (84,86), sobretudo nos países em desenvolvimento, como a República Democrática do Congo, onde as políticas de saúde não prevêem compensações financeiras para os cuidadores, deixando-os suportar sozinhos os custos dos cuidados. O apoio social mais importante para eles é, sem dúvida, a ajuda financeira para os cuidados do doente. Um estudo efectuado por Andrew et al. revela que 21% dos prestadores de cuidados sofrem de falta de apoio, enquanto 54% expressam a necessidade de algum descanso, mas apenas 24% o conseguem obter (68). É evidente que o apoio financeiro é crucial, uma vez que um terço dos prestadores de cuidados vê o seu rendimento diminuir, enquanto metade vê aumentar as suas despesas correntes (44). De facto, os prestadores de cuidados empregados contribuem mais financeiramente e estão menos envolvidos nas tarefas quotidianas (44). Por outro lado, continuam activos noutros aspectos, como a coordenação dos cuidados, as tarefas domésticas e a ajuda administrativa (44).

5.2. ENCARGOS SENTIDOS PELOS PRESTADORES DE CUIDADOS

Em 84,7% dos casos, os familiares prestadores de cuidados sentiram-se sobrecarregados, uma percentagem quase idêntica à encontrada num estudo realizado na Nigéria (83,5%). De acordo com Rigby H e colegas, entre 25% e 54%

dos prestadores de cuidados consideram que o seu papel é um verdadeiro fardo, uma perceção que poderia ser explicada pelas diferenças acentuadas das realidades socioeconómicas e dos sistemas de saúde entre países (75). Isto sublinha o carácter universal dos desafios que se colocam aos familiares prestadores de cuidados, quer em França quer no resto do mundo. Em comparação com os países industrializados, os prestadores de cuidados dos países em vias de desenvolvimento dispõem de menos apoio financeiro e de menos recursos para cuidar dos seus entes queridos. De facto, a carga sentida pelos familiares prestadores de cuidados varia consoante o país e o seu nível de desenvolvimento. Os prestadores de cuidados nos países em desenvolvimento parecem ser mais afectados por este fardo, talvez devido a factores socioeconómicos como a falta de recursos, de apoio financeiro e de instalações de saúde adequadas. Na República Democrática do Congo, as famílias têm de suportar sozinhas os custos dos cuidados, o que representa um encargo adicional para os prestadores de cuidados. O investimento dos prestadores de cuidados afecta a sua qualidade de vida, obrigando-os por vezes a reduzir o seu horário de trabalho ou a demitir-se. Cerca de 90% dos prestadores de cuidados vêem a sua vida mudar após um acidente que afecta o seu ente querido. Estes números evidenciam a grande responsabilidade que recai sobre os ombros destas pessoas dedicadas, que muitas vezes sacrificam o seu próprio bem-estar para cuidar dos seus entes queridos. É fundamental reconhecer e apoiar o papel essencial dos familiares prestadores de cuidados, a fim de evitar o esgotamento e garantir a sua saúde mental e física.

5.3. DEPRESSÃO, ANSIEDADE E PERTURBAÇÃO ANSIEDADE-DEPRESSIVA (ADICIONAR)

5.3.1. Depressão do prestador de cuidados

A percentagem de pessoas com sintomas depressivos entre os familiares prestadores de cuidados foi de 35,3%. Este valor está próximo dos resultados do estudo realizado por Rigby e a sua equipa, onde a prevalência da depressão variou entre 39% e 52% (75). Na China, o estudo realizado por W. TANG e a sua equipa revelou uma taxa alarmante de sofrimento emocional entre os familiares prestadores de cuidados, que se situa entre 52 e 55% (85). De acordo com o estudo de Qurat e da sua equipa, os prestadores de cuidados sofrem frequentemente de maior sofrimento psicológico do que os seus familiares (73). Estes resultados põem em evidência a intensa pressão psicológica exercida sobre os membros da família que prestam apoio e cuidados a pessoas dependentes e a necessidade urgente de fornecer apoio e recursos adequados para evitar o esgotamento mental e emocional dos prestadores de cuidados que dão tudo de si (89). De facto, os familiares prestadores de cuidados apresentam sintomas de depressão e ansiedade, o que reflecte a considerável carga emocional que carregam. Os resultados do nosso estudo corroboram esta realidade. Os familiares prestadores de cuidados congoleses sofrem de perturbações depressivas e de ansiedade devido à grande carga emocional que carregam. Os nossos resultados evidenciaram a realidade da vulnerabilidade e a elevada taxa de depressão entre os familiares prestadores de cuidados congoleses, que são frequentemente deixados sozinhos e sem apoio para gerir as suas responsabilidades. O trabalho de Choi Kwon e da sua equipa também salientou a persistência deste problema em todas as fases do AVC (22). Lena Olai e os seus colegas salientaram o impacto negativo da depressão do prestador de cuidados na reabilitação do doente, sublinhando a importância de prestar um apoio adequado aos prestadores de cuidados (58).

5.3.2. Ansiedade do cuidador

A taxa de ansiedade entre os prestadores de cuidados é de 32,9%, mais elevada do que a dos doentes com AVC (19, 23) e da população em geral (53). Este facto pode comprometer a qualidade do seu apoio e pôr em risco a sua relação de ajuda. Esta constatação levanta preocupações sobre a saúde mental frequentemente negligenciada dos prestadores de cuidados, que são forçados a conciliar o seu próprio bem-estar com o do seu ente querido que necessita de cuidados. A ansiedade dos familiares prestadores de cuidados aumenta o seu fardo e cria um círculo vicioso. Este medo constante impede-os de reservar tempo para si próprios e afecta a sua capacidade de prestar uma ajuda eficaz, aumentando ainda mais a carga sobre o prestador de cuidados. Segundo Balhara, esta dinâmica cria uma espiral em que a ansiedade do doente reforça a do prestador de cuidados e vice-versa, criando um ciclo difícil de quebrar (7). Devem ser criados programas de apoio e formação específicos para os ajudar a gerir a sua ansiedade e a reforçar a sua capacidade de resistência. O apoio aos prestadores de cuidados também pode ajudar a melhorar a qualidade dos cuidados prestados aos doentes com AVC, promovendo uma relação de ajuda mais forte e mais eficaz. São necessários mecanismos de apoio, como grupos de discussão e formação em gestão do stress, para evitar que os prestadores de cuidados se esgotem e para garantir que recebem um apoio de elevada qualidade. As preocupações crescentes com a saúde mental dos prestadores de cuidados sustentam a necessidade de lhes prestar um apoio adequado para evitar qualquer deterioração do seu bem-estar psicológico. Devem ser criados programas de apoio e formação específicos para os ajudar a gerir a sua ansiedade e a reforçar a sua capacidade de resistência.

5.3.3. TAD para prestadores de cuidados

Quase um terço das pessoas que cuidam de doentes com AVC em casa sofre de perturbações depressivas e de ansiedade (32,9%). Apesar disso, há pouca investigação internacional sobre este assunto. Os familiares prestadores de cuidados, esgotados pelo stress da gestão dos cuidados em casa, podem sofrer de ansiedade ou de perturbações depressivas. A falta de repouso, as preocupações com a saúde do doente e as dificuldades financeiras podem agravar estes problemas (45, 86). É fundamental identificar estas perturbações nos prestadores de cuidados para lhes oferecer um tratamento adequado e evitar uma deterioração do seu bem-estar. Há provas de que a falta de apoio e de formação dos prestadores de cuidados pode conduzir aníveis elevados de sofrimento psicológico (68). Com efeito, na República Democrática do Congo, os prestadores de cuidados sem formação são muitas vezes confrontados com situações delicadas e complexas que não sabem gerir, o que os pode levar a desenvolver perturbações depressivas e de ansiedade. Além disso, a falta de reconhecimento do seu papel e das suas necessidades pode também contribuir para o aparecimento destas perturbações (68). Os prestadores de cuidados, que muitas vezes são considerados como um dado adquirido, não dispõem dos recursos e do apoio de que necessitam para fazer face à carga emocional e física do seu papel. A situação é ainda mais preocupante no contexto congolês, onde a falta de formação faz com que os prestadores de cuidados entrem em sofrimento psicológico. Cuidar dos doentes e realizar procedimentos de enfermagem complexos sem uma formação adequada pode ser extremamente stressante, provocando ansiedade e depressão (84, 86). A falta de reconhecimento e de apoio só agrava a situação destes prestadores de cuidados, deixando-os a enfrentar sozinhos uma tarefa monumental (68). Os familiares prestadores de cuidados (FCs) enfrentam desafios físicos e emocionais quando cuidam de doentes com AVC em casa. Enfrentam níveis elevados de stress e ansiedade devido à falta de tempo para descansar, à necessidade de monitorizar constantemente o doente, à deterioração do seu estado de saúde, à sua idade avançada e ao medo de uma recorrência do AVC ou mesmo da morte (84, 86). Além disso, o nervosismo e o stress dos FAs podem ser exacerbados por problemas económicos e carga de trabalho excessiva (84,86). Estudos demonstraram que os cônjuges cuidadores são particularmente propensos à depressão devido à inversão de papéis nas suas tarefas diárias (86). É crucial identificar estas perturbações nos FAs para lhes dar o apoio adequado, evitar a sobrecarga e prevenir a deterioração da relação de cuidados. É essencial sensibilizar os profissionais de saúde e os familiares cuidadores para os riscos a que estão expostos, para que possam ser implementadas medidas de apoio adequadas. Ao identificar precocemente os sinais de ansiedade e de depressão nos familiares prestadores de cuidados, podem ser implementadas intervenções terapêuticas e programas de apoio psicológico para evitar a deterioração do seu bem-estar mental. Cuidar destes prestadores de cuidados não só promove a sua própria saúde, mas também o bem-estar dos doentes de que cuidam.

5.4. FARDO, PRESTADOR DE CUIDADOS E RELAÇÃO DE AJUDA

Os familiares prestadores de cuidados desempenham um papel fundamental na recuperação dos doentes que sofreram um acidente vascular cerebral (AVC), prestando-lhes apoio físico e psicossocial. No entanto, existe um desequilíbrio entre as competências dos prestadores de cuidados e as necessidades de saúde dos doentes, o que pode levar a uma sobrecarga emocional para os prestadores de cuidados. Os familiares prestadores de cuidados que cuidam de pessoas com AVC em casa têm maior probabilidade de sofrer de ansiedade e perturbações depressivas (86). O stress constante associado à prestação de cuidados a estes doentes pode ter um impacto negativo na saúde mental dos prestadores de cuidados, afectando a sua qualidade de vida e a sua capacidade de prestar cuidados de qualidade (45, 86). De facto, os familiares prestadores de cuidados a pessoas que sofreram um AVC sofrem uma deterioração da sua qualidade de vida, negligenciam a sua própria saúde, reduzem as suas actividades profissionais e de lazer e sofrem psicologicamente com sentimentos de isolamento, solidão e incerteza (68, 84, 86). Aparentemente, os prestadores de cuidados apresentam níveis elevados de ansiedade e depressão. Os prestadores de cuidados enfrentam uma montanha de desafios que vão muito para além das tarefas quotidianas de assistência. Para além das repercussões psicológicas que sofrem, a sua carga traduz-se num risco acrescido de mortalidade e de doença física (45). A maioria dos prestadores de cuidados referiu sentir esta sobrecarga de forma significativa, manifestando sintomas como a depressão, a ansiedade e a perturbação ansiedade-depressiva. Surpreendentemente, estas perturbações parecem afetar mais os familiares prestadores de cuidados do que as pessoas que ajudam. A investigação efectuada por Olai Kotila também revelou resultados semelhantes, revelando que a sobrecarga sentida pelos doentes e pelos seus familiares era igualmente profunda (58). O grau de sobrecarga sentida depende em grande medida da capacidade de adaptação do doente e do prestador de cuidados à sua situação. As pessoas que conseguem aceitar mais rapidamente a realidade da sua situação apresentam geralmente menos angústia do que as que têm dificuldade em adaptar-se. Os próprios prestadores de cuidados apresentam níveis elevados de ansiedade e de depressão, bem como riscos acrescidos de doenças somáticas e de mortalidade. Estas repercussões podem mesmo levar a uma rutura dos cuidados prestados, pondo em causa a saúde dos doentes que recebem cuidados. Os resultados de uma meta-análise de 22 estudos e de cerca de 3000 prestadores de cuidados informais, que foram seguidos durante pelo menos um mês após o seu ente querido ter sofrido um AVC, revelaram que certas variáveis específicas do doente tinham um impacto significativo na sobrecarga dos prestadores de cuidados (45). Estas incluíam deficiências nas actividades diárias e níveis elevados de ansiedade, enquanto outros factores como o sexo (principalmente feminino), os défices neurológicos e a depressão tinham um efeito menos marcado (45). Do mesmo modo, aspectos específicos dos prestadores de cuidados, como a depressão e a ansiedade, são também factores-chave nesta equação (45). No que respeita aos prestadores de cuidados, foram observados efeitos significativos para a depressão e a ansiedade (45). Factores como o sexo do prestador de cuidados, o tipo de relação com o doente, o estado de saúde física e a situação profissional também tiveram consequências mais ou menos pronunciadas na carga sentida, com um tamanho de efeito pequeno a moderado (45). É evidente que o papel de prestador de cuidados pode ser extremamente exigente e ter repercussões graves, tanto a nível físico como psicológico. O estudo de Denno et al, que analisou a ansiedade e a depressão em prestadores de cuidados a doentes com espasticidade, concluiu que 21,6% dos prestadores de cuidados sofriam de ansiedade e 22,2% foram diagnosticados com uma síndrome depressiva (29). O seu inquérito revelou que mais de metade dos prestadores de cuidados (55,6%) tinha experimentado sintomas depressivos nas duas semanas anteriores ao estudo, e cerca de 10% relataram uma gravidade particular desses sintomas (29). Estes resultados corroboram os de Sennfält et al, que identificaram um baixo nível de bem-estar psicológico que afectava até 51,4% dos prestadores de cuidados (68). Verificou-se também um aumento de emoções negativas como a frustração, a fadiga, a ansiedade e a tristeza entre os prestadores de cuidados, consoante o grau de dependência do seu ente querido (68). Além disso, este estudo salienta que a saúde física dos prestadores de cuidados é também mais vulnerável do que a da população em geral (68). É fundamental ter em conta que alguns prestadores de cuidados podem ser mais vulneráveis devido aos seus próprios problemas de saúde ou à idade avançada (48). Na Polónia, Jaracz e colegas demonstraram que o sofrimento emocional dos prestadores de cuidados se devia, na realidade, à ajuda que prestavam ao doente. Estes autores estudaram a prevalência da sobrecarga nos prestadores de cuidados a doentes com AVC após 6 meses e 5 anos (48). Aos 6 meses, 44% dos prestadores de cuidados referiram sentir uma sobrecarga considerável, e este valor manteve-se estável em 30% aos 5 anos (48). Os principais factores que contribuíram para esta sobrecarga foram o tempo gasto a vigiar o familiar, a ansiedade e a fraca capacidade de gerir o stress, que também estavam presentes aos 5 anos, para além da extensão da incapacidade do familiar (48). Estes autores sugeriram intervenções para melhorar as capacidades de gestão dos prestadores de cuidados

(49). Kamel e a sua equipa na Jordânia referiram que os prestadores de cuidados registaram níveis elevados de depressão e de sobrecarga (52). Denno e a sua equipa mostraram que a ansiedade e a depressão estavam correlacionadas com um aumento da sobrecarga do prestador de cuidados (29). Os prestadores de cuidados sofreram 55,3% de depressão, avaliada pelo PHQ-9, e 21,6% de ansiedade (29). A investigação conduzida pela equipa de Saban na Universidade de Loyola em Chicago revelou um elevado nível de stress associado a uma má resposta biológica, confirmada pelos níveis de cortisol, nas esposas de doentes com AVC (77). Estes resultados levaram alguns investigadores a definir o "efeito contagioso" da psicopatologia do AVC nas famílias dos doentes e dos seus cuidadores. Devido à sua duração prolongada, o AVC provoca uma dependência física e psíquica e uma reestruturação dos papéis no seio da família, em que o cuidador (ou a família próxima) é muitas vezes mais afetado do que o doente e é deixado à sua própria sorte. Na RDC, a ausência de programas de apoio aos prestadores de cuidados torna-os extremamente vulneráveis às consequências físicas, psicológicas e outras associadas ao seu estatuto. Trata-se de um verdadeiro drama biopsicossocial.

5.5 CARACTERÍSTICAS SÓCIO-DEMOGRÁFICAS DOS PACIENTES

5.5.1. Idade

A idade média dos doentes com AVC na República Democrática do Congo é de 59,02 anos, o que é inferior à média dos países industrializados. Um estudo recente realizado na Nigéria revelou uma idade média de 59 anos entre a população estudada, confirmando resultados já observados noutros estudos realizados na África subsariana (68). Sagui encontrou um intervalo médio de idades entre os 44,5 e os 61 anos, sugerindo que a maioria dos AVC ocorre em pessoas deste grupo etário (31). Parece, portanto, que as pessoas entre os cinquenta e os sessenta anos são períodos críticos em termos de risco de AVC, o que constitui uma informação vital para a prevenção e os cuidados de saúde nos países subsarianos. Este resultado pode ser explicado pela curta esperança de vida nestes países, o que leva a uma ocorrência precoce destes acidentes.

5.5.2 Género

No nosso estudo, o número de homens é ligeiramente superior ao das mulheres (52,9% contra 47,1%). A maioria dos estudos é favorável a uma preponderância masculina, com um rácio entre 1,3 e 1,5, uma vez que as mulheres beneficiariam dos efeitos protectores dos estrogénios nos vasos antes da menopausa (61). Após a menopausa, é provável que ocorra um reequilíbrio, fazendo com que as proporções voltem a ser iguais.

5.5.3. Nível de educação

O nível de escolaridade dos doentes era elevado. Isto sugere que o AVC afecta principalmente indivíduos que potencialmente poderiam ser funcionários públicos ou assalariados nos vários sectores da vida socioeconómica do país. Por conseguinte, o AVC afecta a classe socioeconómica ativa e dificulta a produção e o desenvolvimento socioeconómico do país. É um verdadeiro obstáculo ao progresso socioeconómico (61).

5.5.4. Empregos

Em 63,5% dos casos, os doentes declararam que tinham estado a trabalhar até ao início do AVC. Este resultado corrobora os resultados de Mpembi, que verificou que 64% dos doentes estavam envolvidos no seu trabalho (61). Balhara relatou mesmo um risco elevado de suicídio entre os prestadores de cuidados cujos doentes eram os principais fornecedores de fundos (7). O AVC afecta principalmente a população ativa, representando um desastre financeiro para as famílias, a comunidade e a sociedade em geral.

5.6. DEPRESSÃO, ANSIEDADE E TAD EM PACIENTES

5.6.1. Depressão

A DAVC estava presente em 31,8% dos doentes. Zahiruddin othman et al. registaram uma prevalência de 32% de depressão nos doentes (91). Mpembi et al. observaram uma prevalência de 21,40% de depressão nos doentes (61). A prevalência de depressão pós-AVC varia entre os estudos, oscilando entre 21,40% e 32% (91,68). Factores como as caraterísticas dos doentes e os critérios de diagnóstico utilizados influenciam estes resultados. Por exemplo, um estudo realizado em Lagos concluiu que 25% dos doentes estavam deprimidos (69). Além disso, 22,9% dos sobreviventes de AVC foram diagnosticados com depressão, principalmente moderada a grave (69). A depressão pós-AVC está associada a custos de saúde elevados, incapacidade significativa após o AVC e redução da qualidade de vida (68).

5.6.2. Ansiedade

Segundo o nosso estudo, quase um quarto dos doentes com AVC sofre de ansiedade. No Burkina Faso, a prevalência desta perturbação era também de quase um terço dos doentes, com 27,8% (23). Estes valores contrastam com a média de 18% obtida em entrevistas clínicas e 25% em avaliações psicométricas (19). Dados internacionais mostram que a ansiedade persiste ao longo do tempo, afectando cerca de 20% dos doentes no primeiro mês após o AVC, depois 23% entre 1 e 5 meses, e finalmente 24% após 6 meses (19). No entanto, um estudo de Mpembi mostrou uma proporção menor, com apenas 10% dos doentes afectados por ansiedade pós-AVC (61). Esta grande variação na prevalência da ansiedade em sobreviventes de AVC realça a influência de factores culturais, sociais, individuais e metodológicos. O impacto da ansiedade na recuperação do doente é significativo, afectando a qualidade de vida, a motivação para se submeter ao tratamento e a capacidade de participar nas actividades de reabilitação.

5.6.3. TAD

Os distúrbios de ansiedade e depressão (ADD) foram observados em 27,1% dos doentes com AVC. No entanto, há falta de estudos aprofundados sobre este assunto. Os investigadores tendem frequentemente a examinar estas perturbações individualmente, sem ter em conta o facto de poderem ocorrer em conjunto e terem causas comuns no mesmo doente. É importante considerar estas perturbações numa ordem hierárquica, da ansiedade à depressão e à perturbação ansioso-depressiva. Os factores que contribuem para estas perturbações incluem a perda de autoconfiança, o isolamento social, a mudança de papéis, a perda de emprego e a perturbação da autoimagem (84,86).

5.7. ENCARGOS PARA OS PRESTADORES DE CUIDADOS E PARA OS DOENTES

No nosso estudo, a sobrecarga estava fortemente relacionada com a gravidade da incapacidade do doente. Esta correlação foi encontrada em numerosos estudos (91).

Na Polónia, Jaracz e os seus colegas obtiveram resultados semelhantes (48). Um doente que sofra de dependência grave exigirá a presença constante de um prestador de cuidados e cuidados mais alargados. O tempo dedicado à sua assistência e a complexidade dos cuidados numa tal situação aumentam a carga sobre o prestador de cuidados e afectam as suas actividades profissionais e de lazer. Além disso, os prestadores de cuidados de doentes em situação de grande dependência têm dificuldade em aceitar a situação do seu familiar (84,86). A sobrecarga dos prestadores de cuidados foi fortemente associada à presença de perturbações ansiosas e depressivas no doente. A presença de perturbações ansioso-depressivas conduz igualmente a um aumento do tempo consagrado à prestação de cuidados ao prestador de cuidados e pode levar a uma deterioração da relação de ajuda, reforçando as actividades restritivas e complexas associadas a certos sintomas destas perturbações, como a abulia, a apatia, o desespero e os sentimentos de inutilidade ou de sobrecarga para os outros (84,86). Esta situação pode levar a conflitos e a maus tratos dos doentes pelos seus prestadores de cuidados. Os prestadores de cuidados com pouca informação sobre o aparecimento destas complicações podem entendê-las como "caprichos". Quando o prestador de cuidados se vê confrontado com problemas emocionais e o doente é mais dependente e sofre também de uma perturbação emocional, o prestador de cuidados sente um peso acrescido. Este facto ilustra a espiral descendente na relação de prestação de cuidados que ocorre quando os prestadores de cuidados são deixados à sua sorte. De acordo com vários autores, os FAs sobrecarregados serão incapazes de satisfazer as suas exigências sociais, especialmente quando o sobrevivente tem limitações físicas graves (40). Esta sobrecarga pode ser exacerbada pela falta de apoio dos membros da família. Tal como salientado nas boas práticas de tratamento do AVC, a gestão da saúde mental dos doentes pós-AVC é essencial para melhorar a sua qualidade de vida e promover a recuperação. Ao integrar a dimensão psicológica nos cuidados pós-AVC, é possível reduzir o peso da depressão e ajudar os sobreviventes a recuperarem totalmente.

Capítulo 6. CONCLUSÕES E PERSPECTIVAS

A nossa investigação demonstrou que :

A pessoa que acompanha o doente com AVC é frequentemente uma mulher mais jovem, a sua esposa ou a sua filha.

De um modo geral, a maioria dos prestadores de cuidados enfrenta um fardo moderado, mas em 2% dos casos o fardo é pesado. A perturbação de ansiedade, a depressão ou a perturbação ansioso-depressiva são sintomas da gravidade da sobrecarga do prestador de cuidados.

Os prestadores de cuidados são mais susceptíveis de sofrer dificuldades emocionais do que os seus doentes.

A sobrecarga dos prestadores de cuidados foi influenciada pela incapacidade funcional do doente e pelas dificuldades emocionais do doente ou do prestador de cuidados. Quando o prestador de cuidados se vê confrontado com problemas emocionais e quando o doente é mais dependente e sofre também de uma perturbação emocional, o prestador de cuidados sente uma carga acrescida. Isto ilustra a espiral descendente da relação de prestação de cuidados que ocorre quando os prestadores de cuidados são deixados à sua sorte.

PERSPECTIVAS E RECOMENDAÇÕES

Perspectivas

Os problemas emocionais são comuns entre os prestadores de cuidados adoentes com AVC. Estas dificuldades têm um impacto negativo no processo de reabilitação do doente. São necessários estudos multicêntricos em grande escala para ter em conta parâmetros cruciais como o perfil de personalidade dos prestadores de cuidados e dos doentes, a natureza da relação pré-existente entre o prestador de cuidados e o doente antes do AVC, os mecanismos de gestão do stress, os efeitos benéficos da assistência prestada aos prestadores de cuidados e a evolução temporal desta relação entre o prestador de cuidados e o doente.

Recomendações

i. *No âmbito do Ministério da Saúde Pública, é fundamental reconhecer o papel essencial dos familiares prestadores de cuidados como parceiros fundamentais nos cuidados aos doentes com doenças crónicas, nomeadamente o AVC. São actores fundamentais no apoio quotidiano e no bem-estar dos doentes. É fundamental organizar campanhas de sensibilização e informação dirigidas ao público em geral para chamar a atenção para as consequências para a saúde das pessoas que cuidam de um familiar doente. É fundamental salientar a importância de cuidar de si próprio enquanto prestador de cuidados para evitar o esgotamento e os riscos para a sua própria saúde.*

ii. *Caros responsáveis do Centro de Reabilitação Pós-Hospitalização (CRPH) de Kinshasa e caros profissionais de saúde. É absolutamente essencial incluir os prestadores de cuidados no tratamento dos doentes com AVC. O seu papel é crucial para a recuperação e a gestão da doença. É vital fornecer-lhes informação clara sobre as diferentes opções de tratamento disponíveis e sobre a natureza do AVC. Para além disso, é imperativo formar os familiares prestadores de cuidados sobre como ajudar e quais são as suas responsabilidades. É essencial efetuar uma avaliação exaustiva destes cuidadores, a fim de identificar qualquer patologia mental ligada ao seu papel e encaminhá-los para um tratamento adequado. A fim de prestar um apoio eficaz aos prestadores de cuidados, recomenda-se vivamente a criação de uma equipa de psiquiatria de ligação no hospital, para assegurar um acompanhamento psicológico adequado aos prestadores de cuidados, contribuindo assim para melhorar a qualidade de vida dos doentes com AVC. Vamos trabalhar em conjunto para garantir cuidados abrangentes e compassivos aos doentes com AVC, integrando ativa e eficazmente os seus prestadores de cuidados no processo terapêutico.*

Limites do trabalho

Este trabalho deparou-se com dois grandes constrangimentos. Em primeiro lugar, a utilização de uma escala que se centrava unicamente nos efeitos negativos da relação de cuidados, deixando de lado os aspectos benéficos referidos na literatura. Em segundo lugar, a exclusão dos doentes que sofrem de perturbações comportamentais, de afasia e de perturbações cognitivas limitou a nossa capacidade de avaliar plenamente o impacto da sobrecarga do prestador de cuidados nesta categoria de doentes. É muito provável que esta sobrecarga seja efetivamente maior do que os nossos resultados sugerem. As conclusões retiradas deste estudo baseiam-se apenas na população estudada, pelo que seria sensato replicar este estudo, incluindo amostras mais diversificadas no futuro. Além disso, uma análise aprofundada do perfil de carga de trabalho dos cuidadores e dos vários factores associados deve ser considerada, de modo a avaliar a sua evolução ao longo do tempo.

BIBLIOGRAFIA

1. Akosile CO, Okoye EC, Nwankwo MJ, Akosile CO, Mbada CE, Qualidade de vida e seus correlatos em cuidadores de sobreviventes de AVC de uma população nigeriana. Qual Life Res. 2011 Nov; 20(9):1379-84. doi: 10.1007/s11136-011-9876-9. Epub 2011 Mar 6.

2. Amelia Didier, as necessidades das famílias dos doentes com lesões cerebrais em meio hospitalar

reabilitação hospitalar julho 2014

3. Anderson, C.S., Linto, J., Stewart-Wynne, & E.G. (1995). A population-based assessment of the impact and burden of caregiving for long-term stroke survivors. Stroke, 26, 843849.

4. Anne Forster,Lesley Brown,Jane Snrith,Allan House, Peter Knapp, John J Wright, John Young Fornecimento de informações para pacientes com AVC e seus cuidadores. Base de dados Cochrane de revisões sistemáticas. 2012, 11 (2) CD001919.

5. Anu Berg, Lic Psych; Heikki Paloma¨ki, MD; Jouko Lo¨nnqvist, MD;Matti Lehtihalmes,Lic Phil; Markku Kaste, MD Depressão entre os prestadores de cuidados de saúde após AVC

Survivors Stroke.2005;36:639-643

6. Assogba Komi et al, Qualidade de vida, ansiedade e depressão entre sobreviventes de AVC no Togo African Journal of Neurological Sciences 2011-vol 30, N°1

7. Balhara YP, Verma R, Sharma S, Mathur SA estudo de preditores de ansiedade e depressão entre cuidadores de pacientes com AVCJ Midlife Health. 2012 Jan; 3(1):31-5. doi:

10.4103/0976-7800.98815.

8. Balougou Agnon Ayelola,Koffi Grunitezk Eric K et al.Acidentes vasculares cerebrais em jovens (15 a 45 anos) no departamento de neurologia do CHU

Campus de Lome AJNS 2008Vol.27,N°2

9. Barbara BUCKI, Elisabeth SPITZ, Michèle BAUMANN A estima sentida em o desempenho do papel de cuidador natural e os seus determinantes psicossociais 2011

10. Baumann M, Briançon S, Deschamps JP. A rede de apoio familiar e a promoção da saúde. Arch. Saúde Pública. 1992; 50:387-95.

11. Berg, A., Palomäki, H., Lönnqvist, J., Lehtihalmes, M., & Kaste, M. (2005). Depression among caregivers of stroke survivors. Stroke, 36, 639- 643.

12. Beth Han ,MA ,William E, Haley ,PhD, Family caregiving for Patients with Stroke Review and Analysis Stroke.1999,30, 1478-1485.

13. Bhattacharjee M, Vairale J, Gawali K, Dalal PMF, Actores que afectam o fardo dos cuidadores de sobreviventes de AVC: Estudo de base populacional em Mumbai (Índia). Ann Indian Acad Neurol. 2012 Abr; 15(2):113-9. doi: 10.4103/0972-2327.94994.

14. Bocquet H, Andrieu S (1999) " Le burden ": un indicateur spécifique pour les aidants familiaux.Gérontologie et Société,89,155-166.

15. Brodaty H., Green A., Koschera A., Meta-analysis of psychosocial interventions for caregivers of people with dementia, 2003

16. Bucki, Barbara, Elisabeth Spitz, e Michèle Baumann. "Caring for people after stroke: emotional reactions of male and female informal careers", Public Health, vol. 24, no. 2, 2012, pp. 143-156.

17. Calasanti T, King N. Taking "women's work" like a man: husbands' experiences of care work. Gerontologist. 2007; 47(4):516-27.

18. Caputo A., Estudo da qualidade de vida dos doentes pós-AVC e dos seus cuidadores naturais internados numa unidade de AVC do Hospital de Annecy, 2011.

19. Charlotte Cosin. Perturbações do humor pós-acidente vascular cerebral, caraterização e deteção precoce. Psicologia e comportamento. École pratique des hautes études - EPHE PARIS, 2016.

Francês. NNT:2016EPHE3051

20. Chau JP, Thompson DR, Chang AM, Woo J et al. Depression among Chinese stroke survivors six months after discharge from a rehabilitation hospital. J Clin Nurs. 2010 Nov; 19(21-22):3042-50. PubMed, Google Scholar 32.

21. Cheng HY, choir SY, Chau JP, A eficácia das intervenções psico-sociais para cuidadores familiares e sobreviventes de AVC: uma revisão sistemática e meta-análise Patient education and counselling 2014, 95 (1) ,30-44

22. Choi-Kwons S, Kim Hg, Kwon Su, Kin JS. Factores que afectam o peso dos cuidadores de sobreviventes de AVC na Coreia do Sul Arch.Phys ned Rechabil2005,86:1043-8

23. Christian Napon, Alfred Anselme Dabilgou, Alassane Dravé, Julie Marie Adelaide Kyelem, Jean Kaboré, Ansiedade pós-AVC nos hospitais do Burkina Faso.

24. Claire Boutoleau, Fardeau de l'aidant dans la pathologie démentielle, Psycho /Neuropsychiatrvieil/2009,7 especial 15-20

25. Cohen C, Colantonio A,Vermich L(2002) Positive aspects of caregiving:rouding out the caregiver experience.International Journal of Geriatric Psychiatry,17,184-188.

26. Cossi Marie Joelle, responsável pelos acidentes vasculares cerebrais (AVC) em Cotonou (Benim), março de 2012.

27. Dalal S, Beunza JJ, Volmink J, Adebamowo C, et al. Non- communicable diseases in sub-Saharan Africa: what we know now. Int J Epidemiol. 2011 Ago; 40(4):885-901. PubMed | Google Scholar

28. *Deborah Jacks Camak MSN, RNC Instrutora de Enfermagem Abordando o fardo dos cuidadores de pacientes com AVC: uma revisão da literatura 10 JUN 2015 DOI: 10.1111/ jocn. 12884.

29. Denno MS, Gillard PJ, Graham GD, DiBonaventura MD, Goren A, Varon SF, Zorowitz R. Ansiedade e depressão associadas à carga do cuidador em cuidadores

de sobreviventes de AVC com espasticidade. Arch Phys Med Rehabil. 2013 Sep;94(9):1731-6. doi:
10.1016/j.apmr.2013.03.014. Epub 2013 Mar 30. PMID: 23548544.

30. Doan Q, Brashear A, Gillard P, et al. Relação entre a incapacidade e a qualidade de vida relacionada com a saúde e a sobrecarga do cuidador em doentes com espasticidade pós-AVC do membro superior. PM R 2012; 4:4-10.
doi: 10.1016/j.neurol.2017.01.168

31. E. Sagui, Acidentes vasculares cerebrais na África Subsariana ,MedTrop2007 ,67
596_600, Inquérito sobre Deficiências-Incapacidade-Dependência 2004.

32. Eremand, Les motivations qui amènent à accompagner les proches en perte d'autonomie suite à une maladie, setembro de 2015)

33. Eunice E.Lee,Dn Sc ,RN ,Carol J.Farran Depressão nas famílias coreanas, coreano-americanas e caucasianas americanas Journal of Transcultural Nursing,Vol15 N°1,2004,18-
25

34. Faiz et al, Stratégie de la prise en charge précoce de l'accident vasculaire cérébral ischémique (AVCI) ANNALES DE MEDECINE ET DE THERAPEUTIQUE AMETHER.
outubro de 2009; Volume 1, No. 1: 40 - 43

35. Fatoye FO, Komolafe MA, Adewuya AO, Fatoye GK.Emotional distress and self-reported quality of life among primary caregivers of stroke survivors in Nigeria.East Afr Med J. 2006 May; 83(5):271-9.

36. Forsberg-Warleby G, Moller A, Blomstrand C. Psychological well-being of spouses of stroke patients during the first year after stroke. Clin Rehabil. 2004; 18:430-7.

37. Gbiri CA, Olawale OA, Isaac SO.Stroke management: Informal caregivers' burdens and strains of caring for stroke survivors.Ann Phys Rehabil Med. 2015 Apr; 58(2):98-103. doi: 10.1016/j.rehab.2014.09.017. Epub 2015 Jan 7

38. Gosman-Hedström, G.; Claesson, L.; Blomstrand, C. (2008). Consequências da gravidade no início do AVC para a qualidade de vida relacionada com a saúde (QVRS) e cuidados informais: um acompanhamento de 1 ano em sobreviventes de AVC idosos. Arquivos de gerontologia e geriatria. 47 (1) s. 79-91.

39. Grant, J.S., Weaver, M., Elliot, T.R., Bartolucci, A.R., & Newman, G.J. (2004). Factores sociodemográficos, físicos e psicossociais associados ao comportamento depressivo em cuidadores familiares de sobreviventes de AVC na fase aguda dos cuidados. Brain Injury, 18(8), 797-809.

40. Green, T.L., & King, K.M. (2007). The trajectory of minor stroke recovery for men and their female spousal caregivers: Literature review. Journal of Advanced Nursing, 58(6), 517-531.

41. Greenwood N, Mackenzie A.An exploratory study of anxiety in carers of stroke survivors.J Clin Nurs. 2010 Jul; 19(13-14):2032-8. doi: 10.1111/j.13652702.2009.03163.x.

42. Hackett ML, Anderson CS. Predictors of Depression after Stroke A Systematic Review of Observational Studies. Stroke. 2005 Oct; 36(10):2296-301. PubMed Google Scholar

43. Han B, Haley WE. Family caregiving for patients with stroke: review and analysis.

AVC 1999;30:1478-85.

44. HAS. Trabalhar em conjunto para melhorar as práticas de gestão do AVC

Cerebral. 2010 Review. www.has-sante.fr

45. https://www.health-data-hub.fr/projets/le-vecu-des-proches-aidants-des-doentes-vítimas-de-um-acidente-cerebrovascular

46. Huybrechts KF, Caro JJ, Xenakis JJ, Vemmos KN. The prognostic value of the modified Rankin Scale score for long- term survival after first-ever stroke. Resultados do Registo de AVC de Atenas.Cerebrovasc Dis. 2008; 26(4):381- 7.

47. INESSS, L'organisation et la prestation des services de réadaptation pour les

personnes ayant subi un AVC et leurs proches. Relatório escrito por Annie Tessier ETMIS 2012; 8(9): 1-101

48. Jaracz K, Grabowska-Fudala B, Górna K, Jaracz J, Moczko J, Kozubski W. Carga nos prestadores de cuidados de sobreviventes de AVC a longo prazo: Prevalência e determinantes nos meses e 5 anos após o AVC. Patient Educ Couns. 2015 Aug; 98(8):1011-6. doi: 10.1016/j.pec.2015.04.008. Epub 2015 Apr 24.

49. Jaracz K, Grabowska-Fudala B, Górna K, Kozubski W.Caregiving burden and its determinants in Polish caregivers of stroke survivors. Arch Med Sci. 2014 Oct 27; 10(5):941-50. doi: 10.5114/aoms.2014.46214. Epub 2014 Oct 23.

50. Jeanne Tyrrell L'épuisement des aidants familiaux: Facteurs de risque et réponses thérapeutiques Editions Chronique sociale,Lyon 2004

51. Jen Wen Himg e Sols Chrom g Ging Factores associados ao Strain em cuidadores informais de doentes com AVC. Med J2012, 35,392.

52. Kamel AA, Bond AE, Sivarajan Froelicher E Depressão e sobrecarga dos cuidadores de doentes jordanos com AVC. Jornal Internacional de Prática de Enfermagem 2012; 18: 147-154

53. Kessler et al, Perturbação de Ansiedade Generalizada, 1994

54. Kintoki Fabien, Factores de risco não modificáveis, épocas de el nino e tratamento, 2007

55. Krystyna Jaracz, Barbara Grabowska-Fudala, Krystyna Górna, Wojciech Kozubski Carga de cuidados e seus determinantes em cuidadores polacos de sobreviventes de AVC Arch Med Sci 5, outubro / 2014

56. Lalit Kalra, Andrew Evans et al. Formação de prestadores de cuidados a doentes com AVC: ensaio aleatório controlado BMJ vol 328, 2014.

57. Langevin V, Francois M, Boini S Hospital Anxiety and Depression Scale Doc Med Trav.2011;125:23-35.

58. Lena Olai et al, Life situations and the care burden for stroke patients and

their informal caregivers in a prospective cohort study,Upsala journal of Medical Ciências.2015.

59. M. Damak, I. Feki, M. Mezganni, C. Triki, N. Rekik e C. Mhiri. "Factores de prognóstico na fase aguda do AVC arterial". RMNSCI.NET, Issue 1, 19 de novembro de 2006, http://www.rmnsci.info/ document. php?id=303.

60. [e]M.P. Lindsay, G. Gubitz, M. Bayley, S. Phillips (editores), Canadian Best Practice Recommendations for Stroke Care (Recomendações Canadianas de Boas Práticas para os Cuidados com o AVC) 4 edição, 2013

61. Magloire Nkosi Mpembi, Samuel Mampunza ma Miezi et al Perfil sociodemográfico e apoio social para a depressão por AVC em Kinshasa: Um estudo transversal baseado na reabilitação, open Journal Of Epidemiology, 2013, 3,111-117

62. Manning L, Katbamna S, Johnson M et al Os prestadores de cuidados indianos britânicos de sobreviventes de AVC apresentam níveis mais elevados de ansiedade e depressão do que os prestadores de cuidados britânicos brancos: resultados de um estudo observacional prospetivo Diversidade e Igualdade na Saúde e Cuidados 2014;11:187-
200

63. Mapoure YN ; Kuate C, Bibaya et al , Custo do acidente vascular cerebral no Hôpital Général de Référence de

Douala ;Health Sci Dis :Vol15 2014

64. Markey, E. (2015). O impacto da prestação de cuidados no desenvolvimento da Perturbação Depressiva Major e da Perturbação de Ansiedade Generalizada. Journal of European Psychology Students, 6(1), 17-24, DOI: http://dx.doi.org/10.5334/jeps.cn.

65. Mc Cullagh, E., Brigstocke, G., Donaldson, N., & Kalra, L. (2005). Determinantes da carga de cuidados e da qualidade de vida dos prestadores de cuidados a doentes com AVC. Stroke, 36, 21812186.

66. Mc Lennon SM, Bakas T, Jessup NM, Habermann B, Weaver MT. Dificuldade de tarefas e mudanças de vida entre cuidadores familiares de AVC: relação com sintomas depressivos. Arch Phys Med Rehabil. 2014 Dez; 95 (12): 2484-90. doi: 10.1016 / j.apmr.2014.04.028. Epub 2014 maio 22.

67. Mpembi M. N., Miezi S. M., Nzuzi T. M., et al. Perfil clínico da depressão pós-cerebrovascular: estudo transversal descritivo no centro de reabilitação para pessoas com deficiência de Kinshasa (RD Congo) The Pan African Medical Journal. 2014;17: p. 109. doi: 10.11604/pamj.2014.17.109.3296.

68. Nicolas Conde Quais são os problemas enfrentados pelos prestadores de cuidados a doentes na fase subaguda de um AVC?
? 2019 - 2020

69. Oladiji J. O., Akinbo S. R., Aina O. F., Aiyejusunle C. B. Factores de risco de depressão pós-AVC entre sobreviventes de AVC em Lagos, Nigéria. African Journal of Psychiatry (Johannesbg) 2009;12(1):47-51.

70. Ostwald, S.K., Godwin, K.M., & Cron, S.G. (2009). Predictors of life satisfaction in stroke survivors and spousal caregivers twelve to twenty- four months post discharge from inpatient rehabilitation. Rehabilitation Nursing, 34(4), 160-174.

71. P. Antoine, S. Quandalle, V. Christophe. Viver com um familiar doente: avaliação das dimensões positivas e negativas da experiência dos prestadores de cuidados informais. Annales Médico-
Psychologiques, Revue Psychiatrique, 2010, 168 (4), pp.273. ff10.1016/j.amp.2007.06.012ff. ffhal-00638570f

72. Perrocheau Ange Sophie, Regresso a casa dos doentes de AVC: questões, limites, objectivos, recursos 2015

73. Qurat UL Ain et Al O stress do cuidador em dados de sobreviventes de AVC de um centro de cuidados terciários, um estudo transversal Ain et Al, BMC Psychology 2014, 2:49 htp "www.biomedcentral.com/2050-7283/49

74. Relatório de actividades 2011, CNSA (Caisse nationale de solidarité pour l'autonomie) abril

2012

75. Rigby H, Gubitz G, Eskes G, et al. Caring for stroke survivors: baseline and 1-year determinants of caregiver burden. Int J Stroke 2009; 4:152-8.

76. Roopchand-Martin S, Creary-Yan S.Level of Caregiver Burden in Jamaican

77. Saban KL, Mathews HL, Bryant FB, O'Brien TE, Janusek LW.Sintomas depressivos e padrões diurnos de cortisol salivar em cuidadoras de sobreviventes de AVC.Biol
Res Nurs. 2012 Oct; 14(4):396-404. Epub 2012 Abr 23

78. Selim Omrani Estudo da qualidade de vida dos prestadores de cuidados a idosos com perturbações cognitivas na consulta de memória 2014

79. S Roopchand-Martin, S Creary-Yan Nível de carga do cuidador em cuidadores de AVC jamaicanos e relação entre variáveis sociodemográficas selecionadas West Indian Med J. 2014 Jul 3; 63 (6): 605-9. doi: 10.7727 / wimj.2013. 060. Epub 2014 Jun 11.

80. Sharon K. Ostwald et al, Stress experienced by stroke survivors and spousal caregivers during the first year after discharge from inpatient Rehabilitation Top Stroke Rehab.2009, 16(2):93-104

81. Ski C, O'Connell B. Stroke: the increasing complexity of carer needs. J Neurosci Nurs 2007; 39:1729.

82. Smith, L.N., Norrie, J., Kerr, S.M., Lawrence, I.M., Langhorne, P., & Lees, K.R. (2004). Impacto e influências dos resultados dos prestadores de cuidados um ano após o AVC. Cerebrovascular Diseases, 18(2), 145-153.

83. Sognigbe N. Particularidades dos acidentes vasculares cerebrais no Togo e na África subsaariana. Tese de medicina em Lomé, Togo. 2006

84. Taha S, Kazan RS. The meaning of caregiving experience lived by Lebanese family caregivers of stroke survivors at home Rech Soins Infirm. 2015 Mar ;(120):88101.

85. Tang WK, Lau CG, Mok V, Ungvari GS, Wong KS.Burden of Chinese stroke

family caregivers: the Hong Kong experience.Arch Phys Med Rehabil. 2011 Sep; 92(9):1462-7. doi: 10.1016/j.apmr.2011.03.027.

86. Tchokote, E. (2020). Experiências de cuidadores familiares que prestam cuidados aos seus pais com AVC nos Camarões: uma análise fenomenológica interpretativa. Recherche en soins infirmiers, 140, 97-106. https://doi.org/10.3917/rsi.140.0097

87. Touzani, Acidente vascular cerebral em Marrocos Cerdi/Lasaare/2013

88. UO Okoye, SS Asa Caregiving and Stress: Experience of People Taking Care of Elderly Relations in South-eastern Nigeria Revista de Artes e Ciências Sociais, Volume 2011:
ASSJ-29

89. Visser-Meily A, Van Heugten C, Post M, Schepers V, Lindeman E, Intervention on Studies for caregivers of stroke survivors Patient education and Counseling 2005,56(3), 257-67.

90. Youssoufa Maiga, Mohamed Albakaye et al. Prise en charge des AVC au Mali (Afrique de l'Ouest) une enquête des pratiques Mali Medical 2013 Tome XXVIII, N°1,2010

91. Zahiruddin Othman, Siong Teck Wong, Ismail Drahman e Rahimah Zakaria.

A sobrecarga do cuidador está associada ao declínio cognitivo e à incapacidade física do idoso pós-acidente vascular cerebral International Digital Organization for Scientific Information (IDOSI), 2014.

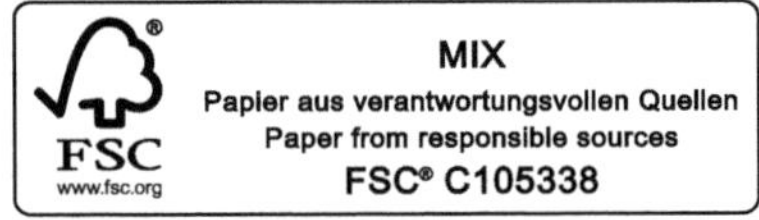

Printed by Books on Demand GmbH, Norderstedt / Germany